W0393543

Freddie Haase

Seelenkleider

Zeichnungen von Daniel Haase

Cover von Stephanie Schramm

2. Auflage Dezember 2019

Inhalt

Hoffnung & Sehnsucht

Dank & Demut

Vorwort und Dank

Die Seele war angefüllt mit verborgenen Sehnsüchten und verschütteten Gefühlen, die nie ans Licht durften, bewacht seit Kindheitstagen vom mächtigen Kerkermeister namens Angst. Doch als das Leid zu groß wurde, die Seele nur noch weinte, entwickelten sich Kräfte, die alle Ketten der Gefangenschaft sprengten.

Jetzt konnte sich das Leid der Seele, aber auch ihre Freude, durch das geschriebene Wort ihren Weg an die Oberfläche bahnen. Freude und Leid, prägende Ereignisse und viele menschliche Begegnungen fanden jetzt Ausdruck und Form in kleinen Versen.

An dieser Stelle möchte ich all denen danken, die zum Entstehen dieses Buches beigetragen haben. Ganz besonders meinen Kindern Daniel, Kevin, Julian, Marvin und Lukas, einfach weil sie da waren und mit ihrer reinen Liebe den Grundstein gelegt haben, immer wieder diese Liebe zu suchen. Maria, die mich besonders in den Anfangstagen dabei unterstützt hat, mit dem Schreiben zu

beginnen. Danke an Adrienne, du hast mir mit viel Geduld und Ausdauer in vielen Therapie Sitzungen wieder Selbstvertrauen gegeben. Helga meine Inselfee, du warst mein erster großer Fan. Gudrun du warst mit deiner Liebe selbst immer wieder Inspiration für mich. Gertrude du hast selbst in hohem Alter meine Zeilen immer wieder wert geschätzt. Angelika deine Gedanken und Empfindungen beim Lesen meiner Gedichte waren mir immer wieder eine große Hilfe zu erkennen, dass ich auf dem richtigen Weg bin. Nicht vergessen möchte ich all den wunderbaren Menschen auf meinem Wege zu danken, die mich durch Zuspruch und Anerkennung immer wieder aufgerichtet und motiviert haben.
Einen ganz besonderen Dank möchte ich dir lieber Daniel sagen, du hast mit deinen phantastischen Zeichnungen und deiner Liebe zum Detail meinen Worten ein wertvollen Rahmen geschaffen.

Mögen alle die dieses Büchlein lesen auch die Erfahrung machen, dass die Liebe von und zu anderen Menschen immer wieder Hoffnung macht weiter, weiter im Leben voran zu schreiten, wie tief das Tal auch sein mag, in dem wir uns gerade befinden.

Der Baum

Wurzeln tief gewunden in den Boden hinein,
festgefügt, wie ein Felsen aus Stein.
Vom Frühling gekleidet in sattes Grün,
lässt er zarte Knospen duftend erblüh´n.
Knorrige Finger recken sich hin zum Licht,
wo eine strahlende Sonne die Wolken
durchbricht.
Gefiederten Freunden bietet er an sein Geäst,
bei ihm zu wohnen, zu bauen ihr Nest.
Im Sommer dann hängt tief so mancher Ast,
trägt der reifen Früchte schwere Last.
Kinder umtanzen ihn mit Entzücken,
voll Freude, die süßen Gaben zu pflücken.
Und kommt dann die kalte Jahreszeit,
färbt sich gelb und rot sein Blätterkleid.
Brausende Stürme fegen über das Land,
in dem er sich beugt, hält er ihnen stand.
Wenn glitzernd der erste Schnee
herniederfällt,
strahlt weiß sein Gewand in der eisigen
Winterwelt.
Er hört auf zu wachsen, will nichts mehr tun,
will nur noch schlafen und tief in sich ruh´n.

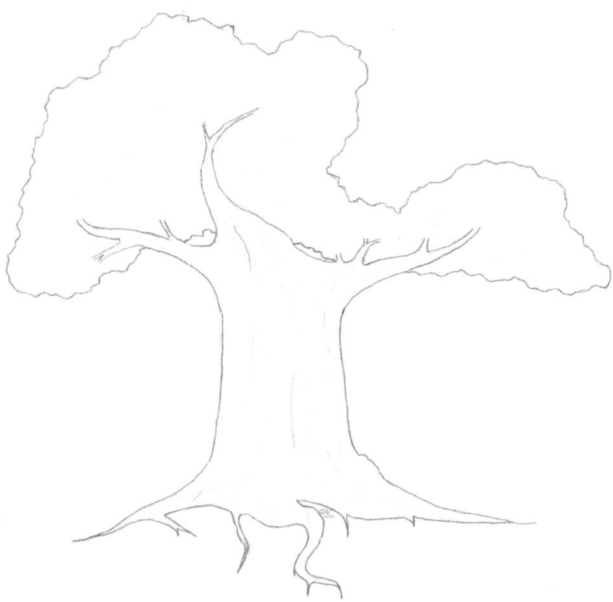

Immer wieder zieht es mich zu Bäumen in der Stadt hin und ich versuche etwas von der Ruhe du Kraft, die sie ausstrahlen in mich aufzunehmen. Lebendige Säulen zwischen Stahl und Beton.

Eine andere Zeit

Lange währt die Dunkelheit,
Sturm und Regen, mal hat es geschneit.
Die Kälte lässt die Finger erstarren,
uns länger als sonst in den Stuben verharren.
Auch in mir selbst scheint so wenig Licht,
bin voller Furcht, verstehe mich nicht.
Die Menschen dort Draußen dem Fest
zustreben,
wollen jetzt ganz besonders glücklich leben.
Schmücken die Häuser, basteln und kaufen,
möchte es auch gern, statt nur fort zu laufen.
Warte auf Menschen, die für mich da sind,
Stehen sie schon vor mir, nur ich bin zu blind?
Ich bin dankbar einem Jedem der zu mir steht,
ein Stück durch das Tal, oder weiter mit mir
geht.
So warte ich in all dem Leid auf helles Licht,

Schatten verschwinden, wo es seine Bahn
sich bricht.
Warten auf Wärme, dass die Sonne wieder
scheint,
sich meine Seele mit dem Leben vereint.
Dass in Zukunft auch die andere Zeit in mir
erstrahlen kann,
ich Frieden und Liebe erfahre, dann und
wann.

Wenn du jetzt liest diese Zeilen ganz still,
lass dir sagen, wie gerne ich dich umarmen
will.

Weihnachten – schon immer eine schwere Zeit für mich, vielleicht wie ich am Fest der Liebe das Fehlen derselben oft als besonders schmerzhaft empfinde.

Ferien auf Frietzenberg

Hast Du vom Großstadtmief die Nase voll?
Findest Du die viele Arbeit auch nicht mehr so toll?
Macht Dich der Lärm der Straßen krank?
Legen Stress und Hektik Deine Nerven blank?

Dann ist es höchste Zeit zu flieh´n - ganz tief in die Eifel,
zum Frietzenberg, einer Oase der Ruhe - ganz ohne Zweifel.
Herrlich gelegen auf des Berges Höhen,
kannst Du die herrliche Landschaft erst richtig sehen.
Die Esel Hexi und Felix und Lämmi das Schaf,
knabbern gern Dein altes Brot und sind ganz brav.
Viel Spaß bereitet es auch zu allen Zeiten,
mit den Pferden Blacky und Holly über die Wiesen zu reiten.
Die kleinen Ziegen begrüßen Dich mit fröhlichem Gemecker,
etwas altes Gemüse, dass finden sie lecker.
Manchmal besucht Dich Pussy, das kleine Kätzchen,

findet schnurrend auf Deinem Schoß ein
behagliches Plätzchen.
Und scheint der Mond auf den Hof, in dunkler
Nacht,
ist es Ziego der treue Hund, der vorm Haus
Deinen Schlaf bewacht.
Die Tage auf Frietzenberg sind einfach
wunderbar,
darum kommst Du sicher gern wieder, im
nächsten Jahr.

Nur die Kinder im Gepäck, Fernseher, PC, Telefon getauscht mit Tieren, Wald, Wiesen und Felder. Frietzenberg ist ein Dank an die glücklichen Tage in diesen Jahren, die wir an diesem friedlichen und schönen Ort verbringen durften.

Frühlingsliebe

Die Tage werden länger und wieder hell,
die Dunkelheit verging nicht wirklich schnell.
Die Vögel trällern ihre Lieder im Geäst,
empfangen voll Freude das Frühlingsfest.
Alle Blumen recken empor ihr Köpfchen
trinken vom Tau der Nacht das letzte
Tröpfchen.
An Sträuchern grüne Knospen sprießen,
leise murmelt das Bächlein vor sich hin beim
Fließen.
Die Bäume strecken ihre Äste voller Kraft,
durchdrungen von neuem, frischen Saft.
Tiere zeigen sich wieder zu Hauff in Scharen,
nach langem Winter bereit zum Paaren.
Jetzt erkenne ich im weiten Reiche der Natur
überall des großen Schöpfers weite Spur.
Wenn er in meiner Seele mit mir spricht,
streichelt seine Sonne warm mein Gesicht.
Wie jetzt alles wächst, erblüht und neu
entspringt,
spüre ich deine Liebe, die mich immer heftiger
durchdringt.

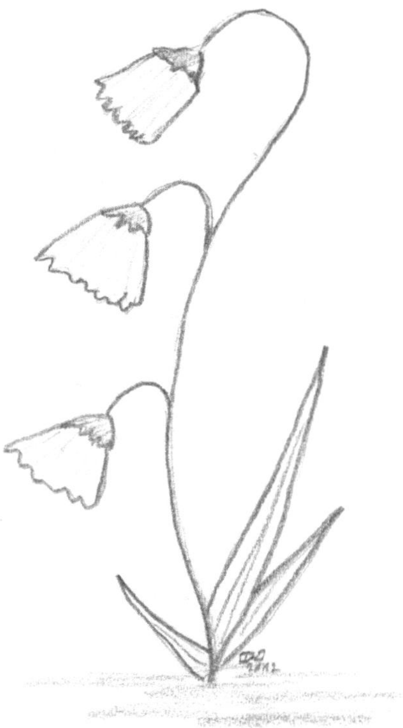

Frühling, für mich die schönste Zeit des Jahres, wenn die Natur wieder zum Leben erwacht und man schon etwas von den kommenden warmen und hellen Tagen des Sommers erahnen kann.

Pelzgesichter

Erhaben wie ein Panther durch die Wohnung
schreiten,
geschmeidig durch enge Türspalten gleiten.
Augen die wie Saphire funkeln,
leuchtende Lichter, ein Blitzen im Dunkeln.
Auf weichem Kissen schlummernd
zusammenrollen,
im gestreckten Sprung über Blumen und
Gräser tollen.

Im tiefen Schlaf auf dem Rücken liegen,
vier Beine sich in der Luft verbiegen.
Wohlig schnurrend nach Wärme haschen,
mit feuchten Pfötchen die Ohren waschen.
Stunden vor einem Mauseloch harren,
keine Bewegung, nur noch Erstarren.

Uns Menschen umschmeicheln an den Beinen,
tröstend mit dem Köpfchen stupsen, wenn wir
weinen.
Dein weiches Fell unseren Händen
schmeichelt,
ein zartes Miauen, wenn man dich streichelt.

Eigensinnig, verspielt, neugierig und offen,
habe selten einen treueren Freund getroffen.
Bewundernde Worte fanden schon viele
Dichter,
denn wir sind voll Liebe für unsere
Pelzgesichter.

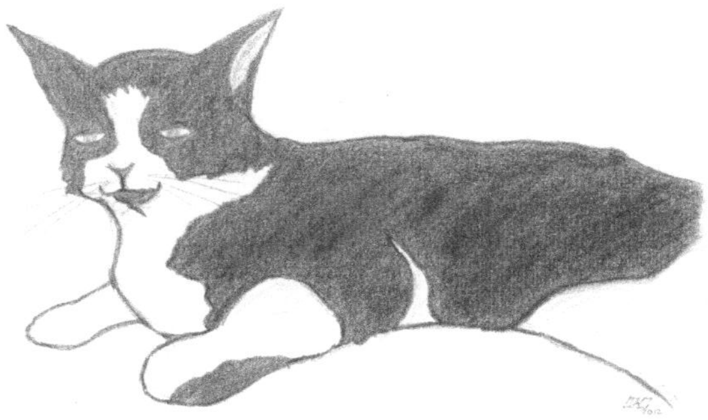

Katzen sind wunderbare Wesen, sie zu beobachten und zu studieren lässt die Seele ein wenig zur Ruhe kommen.

Schmetterling

Durch Wald und Wiesen wandere ich allein,
golden schimmerndes Korn im
Sonnenschein.
An einem Bächlein lasse ich mich nieder,
strecke weit ins Gras die müden Glieder.
Ich ruh´ mich aus und schaue umher,
um mich herum ein leuchtendes Blütenmeer.
In kräftigem Rot schwelgt ein Fingerhut,
auf dessen glockigem Kelch ein Falter ruht.
Zeigt stolz sein seidig Kleid in farbiger Pracht,
mir ist, als ob er zu mir herüber lacht.
Den süssen Nektar nascht er mit Genuss,
spreizt weit seine Flügel, zum letzten Gruss.
Dann setzt er seine Reise fort,
bunte Blumen locken ihn zum nächsten Ort.
Er taumelt durch den Wind so schwerelos,
träumend sinke ich tiefer ins feuchte Moos.
Betäubt von der Pflanzen schweren Düfte,
ach, wär ich doch auch so ein Gaukler der
Lüfte.

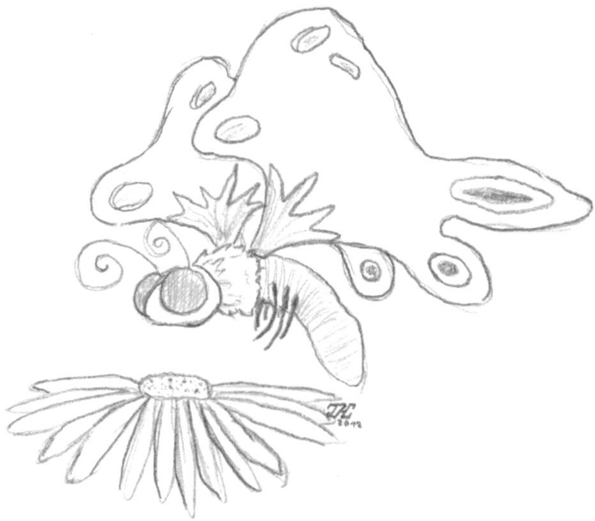

Manchmal konnte ich sie kaum unterscheiden, die phantastische Farbenpracht der Blüten und die unerschöpfliche Vielfalt der bunten Schmetterlinge. Das war erst möglich, wen die leuchtenden Falter wieder durch die Lüfte tanzten.

Sterne

Sie scheinen so strahlend vom Himmel
herab,
beleuchten dein Leben, von der Wiege bis zum
Grab.
Hoch am Firmament, wo es hell glitzert und
funkelt,
dort gibt es keinen Schatten, der deinen Weg
verdunkelt.
Sie erscheinen uns ewig, so erhaben und
schön,
und doch werden sie eines Tages vergeh´n.
So schau nur deines Sternes glänzendes
Gesicht,
bis einmal sein letzter Strahl die Nacht
durchbricht.
Und bist du zu einem weiteren Leben
auserkoren,
wird auch am Himmel ein neuer Stern für dich
geboren.

Verwandlung

Biegsam bin ich als Raupe wie ein Wurm,
erklimme jeden Pflanzenturm.
Schiebe mich geschmeidig hin - von Blatt zu
Blatt,
schlemme mich an frischer grüner Speise satt.
Eine dunkle Ecke im alten Schuppen,
dort spinne ich seidige Fäden - zum
Verpuppen.
Und ist dann etwas Zeit vergangen,
hält kein Kokon mich mehr gefangen.
Dann locken der Wiesen tausend Düfte,
lassen mich trunken taumeln durch die Lüfte.
Als Schmetterling nun leuchtend bunt
küsse ich jeden lockenden Blütenmund.

Auf einer Lichtung tief in den Wäldern der Eifel, konnte ich einmal beobachten, wie eine Raupe ihre Fäden spann. „Meine Güte“ dachte ich nur - welch ein Wunder wie aus einem so hässlichen Wurm nach der Verpuppung mal ein so wunderschön gezeichneter und farbenprächtiger Schmetterling wird.

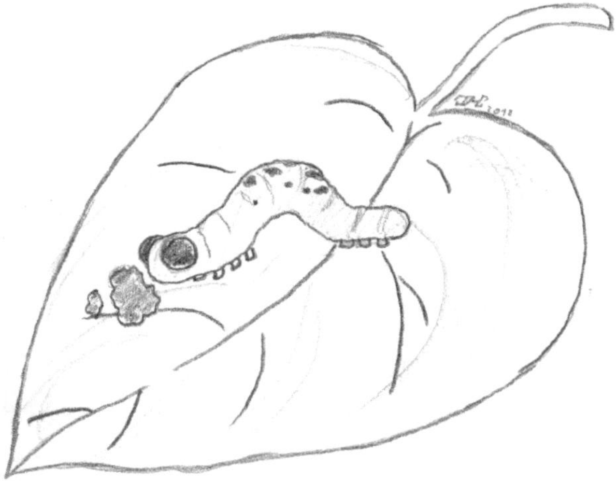

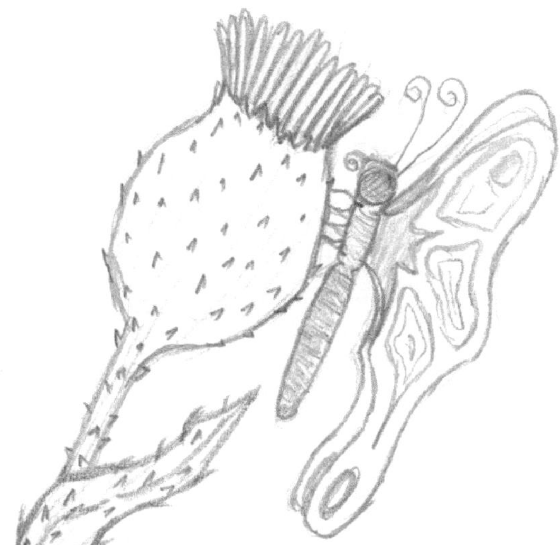

Winterzeit

Spürst auch du so etwas wie Magie in der
Luft?
Es ist mehr als nur der süße Weihnachtsduft.
Weihrauch, Zimtstern und Tanne welch
Wohlgeruch,
ein Weihnachtslied, ein Festtagsspruch.
Eisblumen gehaucht auf Fensterscheiben,
rote Kinderhände die sich aneinander reiben.
Geschmückte Häuser und in warmen Stuben,
lachende Mädchen, lärmende Buben.
Vom fernen Kirchturm läuten die Glocken,
in der Luft glitzern des Schnees tanzende
Flocken.
Die Zeit ist nun da, wo die Menschen
schweigen
in stillem Gebet sich vor ihrem Schöpfer
verneigen.

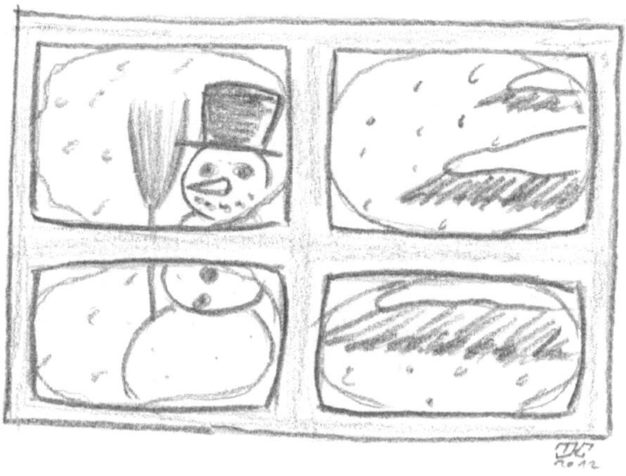

Ein wenig Erinnerung war noch da – so muss es gewesen sein – Weihnachten, als ich noch ein Kind war.

Wolken

Ein Vogel zieht hoch am Himmel seine Kreise,
gleitet durch die Luft, ganz sanft und leise.
Bewegte Wolkenfelder, ohne Regeln und
Normen,
vom Wind getrieben, zu immer neuen
Formen.
Leicht wie Federn schweben sie dort oben,
doch manchmal wollen sie auch heftig toben.
Zu Grau und Schwarz wird dann ihr Weiß,
die Luft kühlt ab, ist nicht mehr heiß.
Lassen vom Sturm sich immer schneller
hetzen,
grelle Blitze reißen sie in Fetzen.
Aus weiten Schleusen hämmert dann der
Regen,
tränkt dürren Boden, der Natur zum Segen.
Ich schaue hinauf in des Himmels luftige
Gefilde,
bewundere voll Ehrfurcht diese prachtvollen
Gebilde.
Wie gerne würde ich nach ihnen greifen,
sie nicht nur mit den Augen streifen.
Ach, hätte ich nur des Vogels Schwingen,
wie leicht würde mir dieses wohl gelingen?

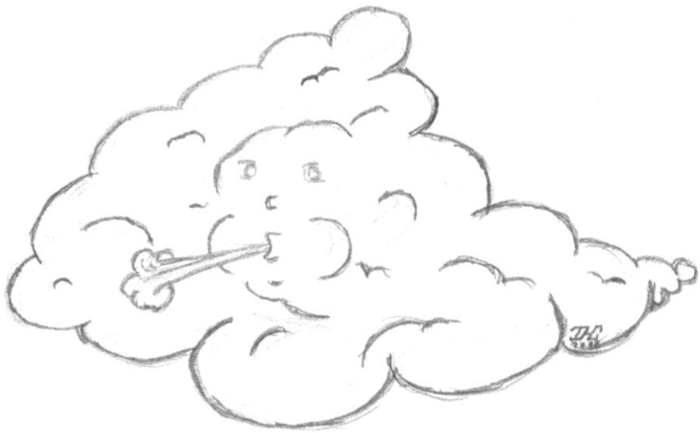

Wenn ich Schönheit, Vielfalt und Fernweh in ein Wort fassen sollte, dann würde es Wolken heißen.

Angekommen

Ich suche nach Worten und finde sie nicht,
was du mir bedeutest beschreibt kein Gedicht.
Nichts kann ich dir geben, um Danke zu sagen,
mögen Engel dich stets auf goldenen Flügeln tragen.
Du hörst mir zu, ohne zu unterbrechen,
kannst leise und aufmerksam zu mir sprechen,
Dein Vertrauen zu mir von erster Stunde –
Nie kommt ein böses Wort aus deinem Munde.
Viele Jahre war ich längst für dich bereit,
endlich zu empfangen deine Zärtlichkeit.
Es muss wohl mehr als Liebe sein,
zu groß, zu stark, zu mächtig und rein.
Von deinen Armen aufgenommen,
bin ich zu Hause – bin angekommen.

Auf der Suche

nach Armen, die mich einfach nur halten
nach zärtlich küssenden Lippen, die nicht
erkalten
einem Mund der liebevoll spricht und nicht
gespalten
nach Augen, die mich wirklich sehen
und Ohren, die nicht nur hören, mich auch
verstehen
nach Händen, die die meinen suchen
nach Worten, nicht geschrien und ohne
fluchen
einem Herz, das auch mal für mich schlägt
nach Liebe die mich, wenn ich falle trägt
nach einer Seele, die sich mit meiner verbindet
nach einem Bild, das nicht im Traum
entschwindet

nach Berührungen, die nicht fordern und
drängen
einem Menschen nicht angepasst und voll mit
Zwängen
nach Vertrauen, dass nicht erschüttert werden
kann
einem Leben das nicht beendet, bevor es je
begann.

Die Suche dauerte lang, schlug viele Wunden
war so oft blind an Trugbilder gebunden
Gott gab mir Hoffnung auch als Blinden
in seiner Gnade konnte ich dich finden
im Universum ein Stückchen Glückseligkeit
will ich mit dir leben bis in alle Ewigkeit.

Die Liebe bleibt

Ich habe ihn geliebt, fest auf ihn gebaut,
mein Herz ihm geschenkt und still ihm
vertraut.
Doch er war nicht frei, an eine Andere
gebunden,
hat trotzdem den Weg immer zu mir
gefunden.
Ich wollte nur ihn, ihn ganz allein,
er wollte nicht bleiben, ging wieder heim.
War es nur ein Spiel mit meinem Herzen?
Sah er nicht meiner Seele tiefe Schmerzen?
Die Entscheidung war schwer, doch ist sie
getroffen,
nicht länger zu warten und vergeblich zu
hoffen.
So mancher Schwur war wohl gelogen,
die Trennung ist nun für immer vollzogen.
Trauer und Wehmut mich nun umfangen,
Angst vor den Nächten, den einsamen und
langen.
Aber mit jedem neuen Morgen,
schwindet mein Kummer und auch die
Sorgen.

Ein tröstender Gedanke kommt mir in den Sinn:
Jeder Abschied ist auch ein Neubeginn.
So spüre ich die Kraft, die mich vorwärts treibt,
in meinem Herzen ist Liebe - eine Liebe die bleibt.

Für Angela, die mir in ihrem Leid in einer Reha begegnete als sie „nur“ eine Geliebte war.

Du

Du bist das Licht, das meine Dunkelheit
vertreibt,
die Tinte, die Zeilen voller Liebe schreibt.
Du bist das Wasser, an dem ich dürstend mich
laben will,
mein flüsternder Wind, ohne dich stehen alle
Räder still.
Du bist die Rose, deren Duft mich sanft
verführt,
das Prickeln, das ich nach deinem Kuss
gespürt.
Du bist der Mond, der meine Nacht erhellt,
der Engel, der sich schützend vor mich stellt.
Du bist der Regenbogen in schillernder
Farbenpracht,
der Kindermund, der aus vollem Herzen lacht.
Du bist der Wein, an dem ich mich berausche,
mein Lebensglück, das ich mit niemandem
mehr tausche.
Du bist das Feuer, an dem ich nicht verbrenne,
die größte Sehnsucht, zu der ich mich
bekenne.

Du bist im tiefsten Meeresgrund der größte
Schatz,
fest verankert in meinem Herzen ist dein
Platz.
Du bist mein erster Gedanke, wenn der Tag
beginnt,
fehlst mir in jeder Sekunde, wenn die Zeit
verrinnt.
Kein Weg, der zu dir führt ist mir zu weit,
Du bist mir Tränen, Freude, Trost und
Heiterkeit.
Du meine Liebste lass mich niemals mehr
allein,
dann gehen wir Hand in Hand in die
Ewigkeit hinein.

Mit Du konnte ich einmal die ganze Kraft der Liebe zu meiner Liebsten, die mich wie eine Woge überflutet hat, in Worte fassen.

Familienkreis

Pst, hört einmal gut zu, ich flüstere euch was
kaum einer weis,
etwas von den Kräften und der Heilung im
Familienkreis.
Hat einer etwas auf dem Herzen über das er
reden will,
dann sprich nicht rein, hör nur gut zu und sei
ganz still.
Doch ist er in Nöten und braucht deinen Rat,
dann nimm ihn ernst und sage, was ihn vor
Schaden dann bewahrt.
Drückt manche Arbeit dann nur eine Schulter
schwer,
nehmt ihr alle etwas ab, dann geht es schon
viel leichter her.
Wenn krank und schwach dann einer gar
daniederliegt,

bleibt mit Trost an seiner Seite, bis er wieder Hoffnung kriegt.

Wenn auch der stärkste Sturm uns allen in den Rücken weht,

keiner fällt um, weil alles fest zusammen steht.

Ist die Welt dort Draußen auch oberflächlich und voller Gier,

in unserem Kreis sind wir anders – denn das wollen wir.

Tritt jemand zurück und geht weit auf Distanz,

mag er dran denken, welch Seelenschmerz bringt Ignoranz.

Den andern bemerken, ihm mit Respekt begegnen,

das ist so als würdest du ihn segnen.

Auf ihn zu gehen und einfach nur achtsam sein,

erfüllt eine große Sehnsucht bei Groß und

Klein.

So haltet es lebendig, legt es nicht auf Eis,

dann erntet ihr täglich die Früchte der Liebe

im Familienkreis.

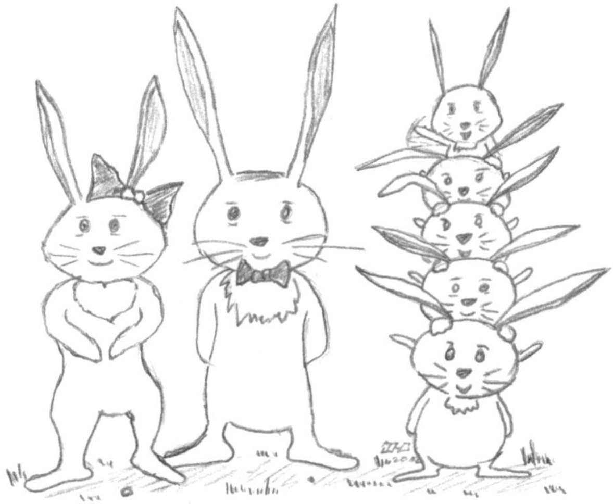

Fast 20 Jahre hatte ich mit mir darum gekämpft mit meinen fünf Kindern eine harmonische Familie zu sein – allein es war mir aus so vielen Gründen heraus nicht immer gelungen. In den Zeilen von Familienkreis konnte sich das, was meine Seele sich immer gewünscht hatte spiegeln.

Freundschaft

Verbunden über tausend Meilen
Gedanken zueinander eilen.
Wie oft wenn ich kein Licht mehr sah,
dein tröstendes Wort war für mich da.
Hast mit gefühlt, neue Hoffnung geschenkt,
strauchelnde Schritte auf festen Grund
gelenkt.
Gab kein Hindernis in Zeit und Raum,
im Schlaf bedacht und auch im Traum.
Bänder verknüpft auf seltsamen Wegen,
dem Schöpfer sei Dank für diesen Segen.
Leid mit getragen – ein ganzes Stück,
Freude mit empfunden – welch großes Glück.
Zeiten des Anderen einfach mit gelebt,
Fäden der Freundschaft zum Teppich
gewebt.

Wenn man im Leben wenig wahre Freunde in seiner Nähe hat, dann werden die, die man in der Ferne hat, besonders wertvoll. Allen diesen Menschen möchte ich mit Freundschaft meinen tiefen Dank dafür aussprechen, dass es sie gibt.

Ich liebe...

Ich liebe das Universum, in dem noch Vieles
verborgen,
was immer auch kommt, keiner sollte sich
sorgen.
Ich liebe auf dieser Erde die Natur,
die Leben spendet, ganz rein und pur.
Ich liebe die Kinder, ihr fröhliches Lachen,
die uns erst durch ihre Augen sehend machen.
Ich liebe die alten Menschen und die Greise,
lausche gern ihren Worten, denn sie sind
weise.
Ich liebe die Armen, die Verfolgten und die
Kranken,
denn ihre Augen sind ehrlich, wenn sie uns
danken.
Ich liebe die Gläubigen aller Religionen,
in deren Herzen noch Demut und Hoffnung
wohnen.
Ich liebe die Menschen aller Kulturen und
Rassen,
sie bereichern uns alle, wir sollten keinen
hassen.

Ich liebe den Reichtum, der uns so oft
entgegen lacht,
wenn er Gutes bewirkt und nicht missbraucht
wird als Macht.
Ich liebe das, womit alle Menschen wachsen
bei Tag und Nacht,
das Göttliche in uns, das die Liebe erst
möglich macht.

Ich dachte daran, wie viele Möglichkeiten es doch gibt zu lieben. Wenn alle Menschen einmal diese Stufe erreicht haben, ihre wahre Liebe all diesen Aspekten bedingungslos zu widmen, bin ich sicher es entsteht in der Welt wirkliche Freiheit und dauerhafter Frieden.

In meinem Herzen

Meine Gedanken wirbeln umher wie Blätter
im Wind,
rastlos, zappelnd wie ein kleines, unruhiges
Kind.
Sie sind bei dir, jede Minute am Tag,
wie es dir geht, ob kein Leid dir geschehen
mag.
Es ist als hätten Jahre wir bereits zusammen
verbracht,
dabei war es noch nicht einmal eine einzige
Nacht.
Doch denke ich nicht an gestern und was ist
gewesen,
will die Zukunft betrachten, in der wir
genesen.
Zweifel, Ängste und Stimmen, die mahnen,
können meine Liebe zu Dir nicht im Ansatz
erahnen.
So sollst auch du dich nicht fürchten und
sorgen,
nur zusammen mit dir gibt es für mich noch
ein Morgen.

Gott schenkte uns unsere Liebe, die alles
schafft,
so stark wie auf der Welt keine andere Kraft.
So lass uns alle Hindernisse gemeinsam
überwinden,
dann werden unsere Seelen sich für immer
verbinden.
Mild und ruhig werden dann alle Schmerzen,
denn du mein Engel wohnst für immer in
meinem Herzen.

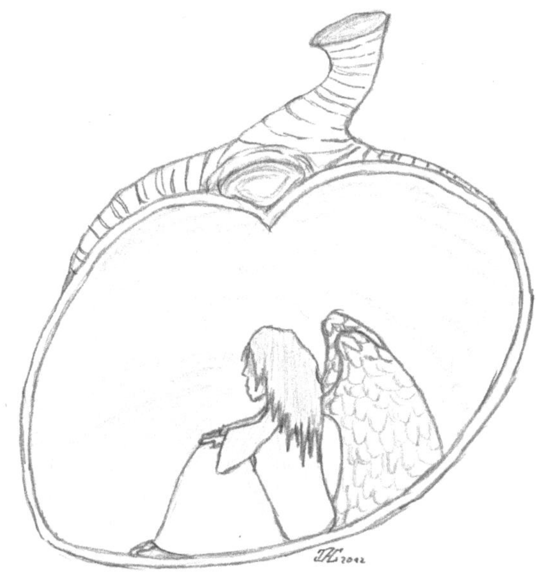

Wenn man aus vollem Herzen liebt, aber getrennt ist, dann lässt sich der Schmerz nur mit Hoffnung und Visionen für die Zukunft ertragen.

Kinder dieser Welt

In unserer Welt wird es immer kälter, es fehlt
an Gefühl,
jeder nach Macht und Besitztum strebt mit
vollem Kalkül.
Haben wir unser Lebensziel verloren für
Karriere und Geld?
Wo ist noch Platz für die Kinder in unserer
Welt?
In staubigen Hütten, wo sie an Hunger
darben?
Einsame Seelen, keiner zählt ihre Narben.
In schmutzigen Fabriken, wo sie ihre Körper
schinden?
Niemand da, der hilft ihren eigenen Weg zu
finden.
In verdreckten Häusern mit grellen
Lichtreklamen,
wo sich Mädchen verkaufen, als
Freudendamen?
.In rauchenden Trümmern, wo Jungen
schwere Waffen tragen?
So viele Gräber, die nach ihren Namen fragen.

In den dunklen Straßen der Ghettos, voll roher
Gewalt?
Täter und Opfer finden dort nirgendwo Halt.
In der glitzernden Glamourwelt, wo nur die
Oberfläche stimmt?
Marionettenkinder die man hier zu Stars und
Models trimmt.
Doch geben wir unseren Kindern ihre Würde
zurück,
wächst damit auch unser eigenes Glück.
Schenken wir ihnen Liebe, Achtsamkeit und
Verstehen,
werden sie als unverbogene Menschen durchs
Leben gehen.

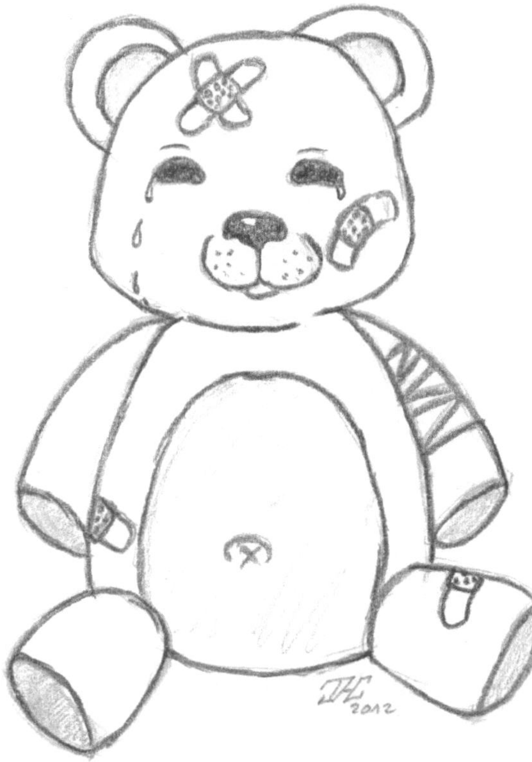

Was Teile unserer Gesellschaft aus und mit unseren Kindern machen bereitet mir täglich neue Seelenqualen – ein Zustand den es schon lange nicht mehr geben dürfte. Ein Umdenken und viele schöne Worte reichen nicht aus, es muss gehandelt werden. Die Zeit wird knapp es muss jetzt gehandelt werden zum Wohle der Kinder dieser Welt, denn wer seine Zukunft zerstört, zerstört sich am Ende selbst.

Mutter

Vom Herrn des Himmels zum Leben
auserkoren,
warst du es, die mich ins Diesseits hat
geboren.
Die Welt war mir fremd mit all ihren Sorgen,
war im Schutz deiner Arme versorgt und
geborgen.
Du stilltest meinen Hunger und auch meine
Lust,
wenn du mich zärtlich wiegtest an deiner
warmen Brust.
Und ängstigte mich die Dunkelheit mit
schwarzem Schlund,
wurde sie besiegt durch tröstende Worte
aus deinem Mund.
All meine Wunden, meine Pein und mein
Schmerz
wurden geheilt durch die Liebe in deinem
großen Herz.
Du gabst mir deine Achtung, deine Kraft,
deine Zeit,
in Trauer und Freude fand ich stets dein
Geleit.

Und später als mein Weg mich weit fort in die
Ferne führte,
warst in Gedanken du bei mir, so dass ich
deine Nähe spürte.
Und sehen wir uns einst wieder beim Schöpfer
dort oben,
erkennen wir, unsere Seelen sind auf ewig
verwoben.

Wenn ich an meine Mutter denke, dann ist da genau das, was ich in Mutter aufgeschrieben habe nicht in meiner Erinnerung – aber so, ja so hätte ich es sehr gerne erlebt.

Mutterliebe

Mit dir schlafen will ich nicht, in dieser Nacht,
nicht deine Leidenschaft spüren, die das Feuer
entfacht.
Ich will keine stürmische Affäre mit dir
beginnen,
einfach irgendwie anders nach meinem
Lebensgefühl sinnen.
Was ich brauche ist deine Nähe, vielleicht
mich einfach nur zu berühren,
um nur die süße Mutterliebe einer Frau zu
spüren.

Schon viel zu lang bin ich durch die einsamen
Straßen spaziert,
ich habe genug von dem ewig gleichen Spiel -
nun hab´ ich´s kapiert.
Sie sagen du bist stark, die Welt steht dir offen,
doch mein Herz ist schwer, ich kann nicht
mehr hoffen.
Dort draußen in der Stadt, in der kalten Welt,
lässt man dich einfach verrecken,
ich möchte kein Mitleid, nur einen sicheren
Platz zum Verstecken.

Mein Schmerz lässt mich nicht schlafen, ich
sehne mich nach deiner Güte,
meine Träume sind bei den Menschen, die ich
behüte.

Es ist ein Gefühl, als läge die untergehende
Sonne in ihrer Wiege,
nun komme ich heim zu dir, meiner süßen
Mutterliebe.

Es gab viele, viele Stunden, in denen ich rastlos durch die Strassen zog. Auf der Suche nach der echten, reinen Liebe, wie sie vielleicht nur eine Mutter ihrem Kind entgegenbringen kann. So schaute ich jeder Frau der ich begegnete ins Gesicht, mit der verzweifelten Hoffnung, darin eine Spur dieser Liebe zu entdecken.

Rosenduft

Rote Rosen in einem Riesenstrauß,
brachte Vater meiner Mutter oft nach Haus.
Ein süßlicher Duft durchdrang dann immer
in unserem Haus ein jedes Zimmer.
Als Lausbub dann, ich hoffe ihr versteht,
wollte ich die Blume pflücken, von einem Beet.
Die Dornen stachen tief, schnell verließ mich
aller Mut,
ließ die Röslein steh`n, vom Finger tropfte mir
das Blut.
Bald war ich ein Mann, es wuchs mir ein Bart,
traf meine Erste Liebe, wie eine Rose so zart.
Ich hielt sie im Arm, so oft es nur ging,
meine Zuneigung zu ihr war niemals gering.
An jedem Tag, duftend und frisch,
stand die Königin der Blumen auf ihrem Tisch.
Ach, die Jahre gingen so schnell ins Land,
betagt und alt halte ich nun ihre Hand.
Und selbst in der Kühle meiner Gruft,
umweht mich dieser Hauch von zartem
Rosenduft.

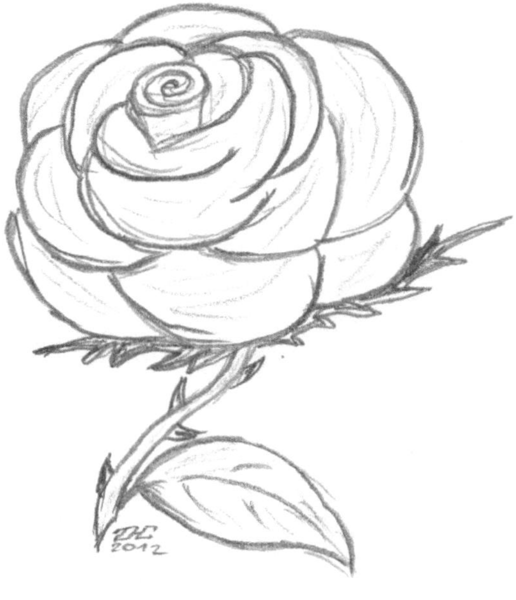

Ein Symbol für die Liebe rot, zart, duftend, ewig..

Sonne meines Lebens

Mein Start in die Welt war dunkel und schwer,
Liebe so wenig wie ein Tropfen im Meer.
Angepasst an eine raue Welt
war ich immer ein Zauderer, niemals ein Held.
Jeder war wichtiger als ich und zu beachten,
hab nie bemerkt, dass sie längst über mich
lachten.

So wurde ich immer stiller, wer war ich schon?
Irgendein Mann, irgendein Sohn.
Mein halbes Leben habe ich so verbracht,
habe vieles versucht, nichts richtig gemacht.
Doch Gottes Licht war immer tief in mir
drin,
wollte auch leuchten nach Außen zu anderen
hin.

Mit diesem weisen Führer wuchs dann mein
Mut,
ich ließ mich von dir finden und das tat mir
gut.
Du gabst mir deine Liebe, mein größtes
Geschenk,

ein Wunder, eine Gnade, wann immer ich
daran denk.
Alle Wege im Schatten der Qual waren nicht
vergebens,
denn du bist nun für immer die Sonne meines
Lebens.

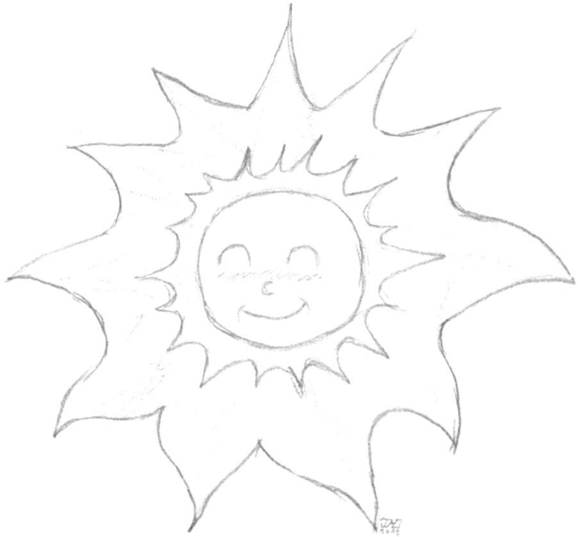

Wenn man geliebt wird, ist es wie mit einer Blume, die von der Sonne beschienen wird – klein und unscheinbar entfaltet sich die kleine Knospe zur vollen, leuchtenden Pracht.

Vom Wachsen

Der Fluss kann ohne Bett nicht fließen,
die Pflanze ohne Licht nicht sprießen.
Der Baum verdorrt, wenn Wasser fehlt,
manch Leben stirbt, wenn man es quält.
Der Wind, er fliegt mit leichtem Wehen,
vom Berg zum Tal, bleibt niemals stehen.
Zum ewigen Wachstum alles strebt,
nur im Fliessen sich Geist und Seele erhebt.
Auch meine Liebe zu dir wächst jeden Tag,
was immer uns auch trennen mag.
Und wenn sie einmal inne hält,
bin ich wohl längst nicht mehr in dieser Welt.

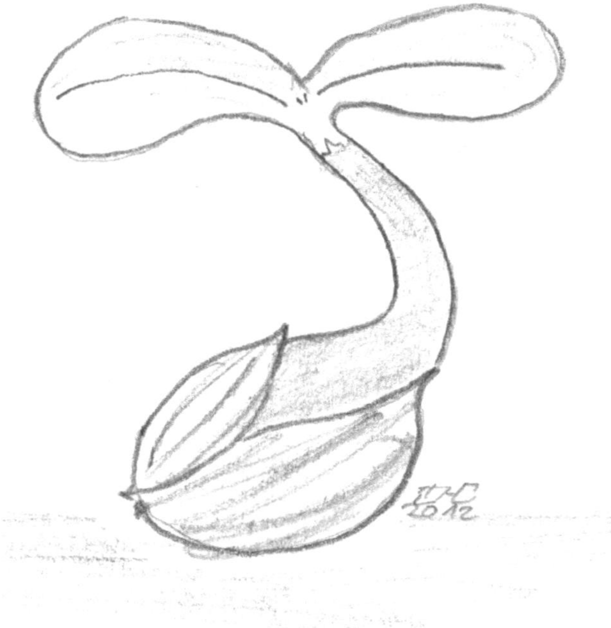

Ein langer Spaziergang entlang des Rheins machte mir deutlich, nur was im Fluss ist, sich vorwärts bewegt, bringt Wachstum und Veränderung. Wie viele kleine Tode hatte ich also schon hinter mir, in den Zeiten als mein Leben still stand?

Vor einem Jahr

Verflossen ist ein ganzes Jahr,
seit erstmals ich dich vor mir sah.
Ein warmer Tag im sonnigen Mai
Als mit der Bahn ich fuhr an dir vorbei.
Am Bahnsteig in den Arm genommen,
Schmetterlinge im Bauch, alles
verschwommen.
Mit allem Mut ein langer Kuss,
ein heftiges Gefühl, ein wahrer Genuss.
Dann Hand in Hand gleich los gegangen,
gescherzt, gelacht ganz unbefangen.
Schöne Tage folgten dann,
ein neues Leben jetzt begann.
Mit ganz viel Liebe hier auf Erden,
sollen es für uns zwei noch viele Jahre werden!

Willkommen

Ein Mann und eine Frau,
kennen sich schon lange und sehr genau.
Sie teilen Freude, Leid und alle Schmerzen,
denn sie lieben sich von ganzem Herzen.
Die Leidenschaft lässt Funken sprühen,
wenn ihre Körper unter inniger Zuneigung
erglühen.
Und nach langem Warten wissen sie dann,
ein neues Leben wächst heran.
Ganz sanft legt sie seine Hand auf ihren
Bauch,
eine Bewegung tief drinnen - jetzt spürt er sie
auch.
Die Geburt ist lang und verbunden mit
Schmerzen,
doch bald atmet neues Leben an ihrem
Herzen.
Vergessen sind all die Sorgen und Mühen,
die stolzen Eltern in Freude erblühen.
Wenn sie den Säugling dann ganz zart
berühren,
kann er die Geborgenheit seiner neuen Welt
erspüren.

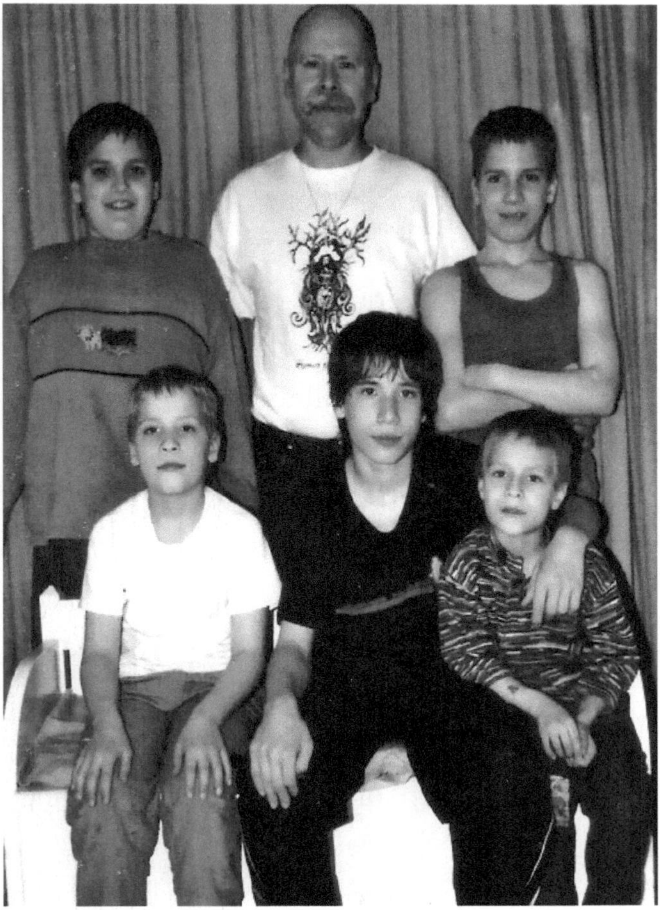

Daniel, Kevin, Julian, Marvin, Lukas – danke, dass ich fünf Mal Willkommen sagen und euch als neue Erdenbürger in die Arme nehmen durfte. Ich liebe euch.

Berührungen

Die Menschen streben nach Reichtum und Macht,
kaufen Häuser und Autos, sogar eine Yacht.
Sie eilen und rennen dem Geld hinterher,
die Zeit ist knapp, seinen Nachbarn kennt keiner mehr.
PC und Handy, das Zeitalter der Kommunikation,
nur persönliche Gespräche, wann gibt es die schon?
Wir strotzen vor Technik, der Geldspeicher ist voll,
irgendwann kommt die Frage, war das wirklich so toll?
Geld und Besitztum, sollte das alles sein?
Was kann ich noch kaufen, was passt wo noch rein?
Und eines Tages werden wir dann doch noch weiser,
das Leben läuft wieder langsamer und etwas leiser.
Wir schätzen wieder Menschen, Tiere und auch Pflanzen,

können vergnügt, wie die Kinder, auf der
Straße tanzen.
Einen lieben Menschen umarmen, einfach nur
berühren,
dann können wir das, was uns fehlte, wieder
spüren.

Endzeit

Donner grollt und Blitze zucken,
Vulkane zischend Feuer spucken.
Die Erde bricht in tiefe Spalten auf,
Flüsse schwellen an, verändern ihren Lauf.
Wirbelstürme durchpflügen das Land,
Mensch und Tier werden ins Elend verbannt.
Hagel vernichtet die Ernte der Bauern,
Dämme brechen ein, es stürzen die Mauern.
Inseln verschlingt das steigende Meer,
der Himmel pechschwarz und wolkenleer.
Viele vom Ende der Welt nun sprechen,
ist der Fluch der Verdammnis noch zu
brechen?
Die Natur wieder achten und mit ihr leben,
statt die Erde zu plündern, ihr etwas geben,
behutsamer werden, nicht immer klagen,
mit Hoffnung im Herzen einen neuen Anfang
wagen.

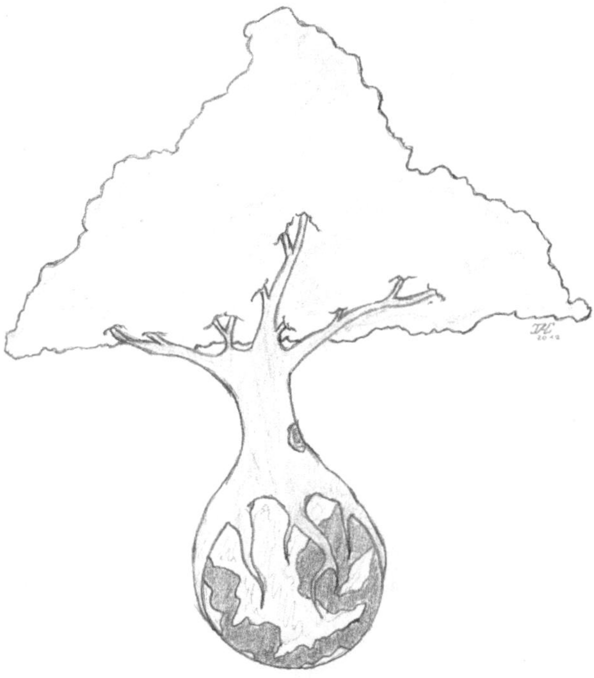

Glückseligkeit

Da ist so eine Sehnsucht, die uns immer
wieder ruft,
ein heftiges Verlangen von der Wiege bis hin
zur Gruft.
Dort irgendwo ein Punkt, in Zeit und Raum,
ein Zustand nur in Gnade anzuschau`n.
Ob im Frieden oder Krieg, in Arbeit oder
Spiel,
wonach wir streben, ist immer das gleiche
Ziel.
So viele sind auf der Suche, so viele sind
bereit,
alle wollen sie finden - die Glückseligkeit.

Sie ist nicht zu erklären mit all unseren
Worten,
doch ist sie überall, an so vielen Orten.
Sie macht es dir nicht leicht sie zu finden,
doch ist sie erreichbar auch für einen Blinden.
Mit all deinem Geld kannst Du sie nicht
kaufen,
ist wertvoller, als alles Gold auf einem Haufen.
In keiner Schule kannst du sie erlernen,

wo immer sie herkommt, das steht in den Sternen.
Wie heftig du auch immer nach ihr suchst, du kannst alles geben,
durch all die Jahre, dein ganzes Leben,
auf jedes Hoch da folgt ein Tief, seit ewiger Zeit,
darum erfreue dich am Lachen und den Tränen der Glückseligkeit.

Hoffnung

Silbern ergießt der Mond sein Licht über die
Häuser auf ihre Dächer,
überzieht sie mit seinen Strahlen, wie ein
breiter Fächer.
Unter den Dächern so viele Menschen mit
ihren Sorgen,
voll quälender Unrast, kaum einer geborgen.
Möchten alle so gerne versinken im tiefen
Schlaf,
mit süßen Träumen, wie kleine Kinder ganz
brav.
Doch der Geist kann noch keine Ruhe geben,
lässt den Körper sich wälzen und im Bette
erbeben.
Der Kopf muss grübeln, alles dreht sich im
Kreis,

die Stirn überzogen von Perlen aus kaltem
Schweiß.
Die Seele schreit still hinein in die Dunkelheit,
wer gibt ihr in diesen schweren Stunden Trost
und Geleit?
Doch horch mal nach innen, du bist nicht
allein,
schon im nächsten Raum erträgt dein Nachbar
die gleiche Pein.
Lass jetzt alles los, was sich noch in dir sträubt,
durchbrich den Nebel der Sucht – der dich
dumpf betäubt.
Mit Menschen die dich begleiten, an deiner
Seite stehen,
wirst du alles schaffen, auch diesen schweren
Weg zu gehen.

Das Licht des Morgens, welches die Nacht
bezwingt,
schenkt dir diesen Tag, der dich wieder weiter
nach Vorne bringt.

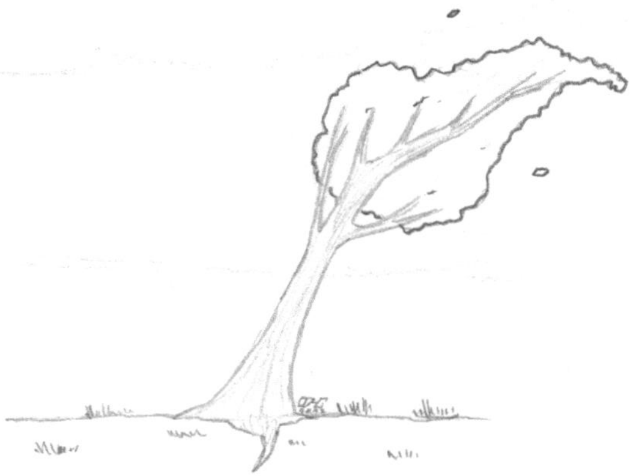

Für alle Menschen, die in Kliniken und Heimen sich ruhelos auf ihren Lagern wälzen und auf einen neuen, besseren Tag hoffen.

Seelenhaus

Finsternis, das Licht geht aus,
Stille, kein Lachen mehr und kein Applaus.
Jedes Ziel versperrt durch eine hohe Wand,
die Reise ging ins Niemandsland.
Das Ruder gebrochen von hohen Wellen,
das Segel gerissen vom „Gegen die Winde
stellen".
Veränderung – dem Widerstand entsagen,
das schwankende Boot - von der Brandung
getragen.
Den Sturm umarmen – sich mit ihm wiegen,
so lernen Verlierer aufs Neue zu Siegen.
Helligkeit, ein leuchtend bunter
Strahlenkranz,
Musik, im Seelenhaus ist wieder Tanz.

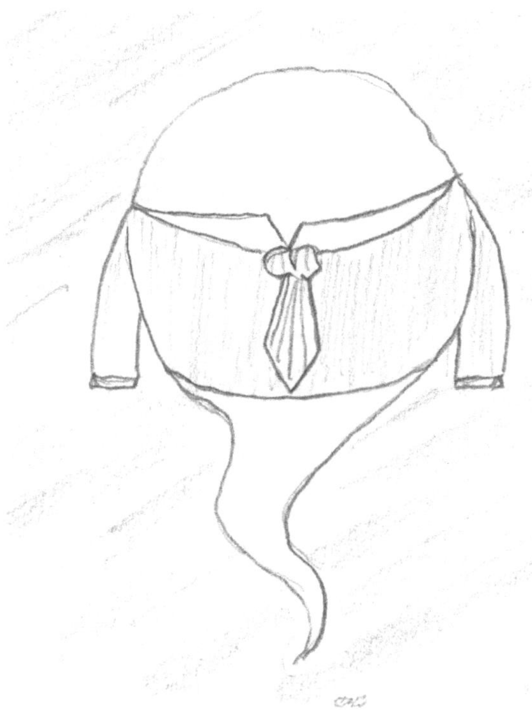

Vom vielen Kämpfen müde geworden dachte ich mir vielleicht probiere ich es einmal statt „Gegen“ mit einem „Mit“.

Vertrauen enttäuscht

Meine Freunde sagten zu mir: „Sei mutig und
habe mehr Vertrauen."
Wo war es geblieben? Wir wollen mal
schauen:
„Vertrau mir", sagte Vater zu seiner Frau „wir
bekommen schon kein Kind."
Bald war ich ein Fötus – warum waren sie so
blind?
„Vertrau mir", sagte die Hebamme meiner
Mutter „die Geburt wird nicht schwer."
Wo kamen dann nur die furchtbaren
Schmerzen her?
„Vertrau mir", sagte meine Mutter dann zu
mir „ich ernähre dich schon."
Keine Liebe, keine Nähe – alles blanker Hohn.
„Vertrau mir", sagte mein Vater „ich habe für
dich Zeit."
Warum kam er nie zu mir? War der Weg wohl
zu weit?
„Vertrau uns", sagten meine Lehrer „hier
lernst du sehr viel."
Mit Schlägen und Strafen verfolgten sie ihr
Ziel.

„Vertrau mir", sagte mein Chef „bei Sorgen
und Kummer."
Doch kam ich in Not – war ich nur irgendeine
Nummer.
Dann ging ich zur Urne, um dort zu wählen,
so viele Parteien, ich musste mich quälen.
Sie sagten: „Vertrau uns, gib uns deine
Stimme."
An der Macht folgten Korruption und Lüge,
das war das Schlimme.
Und wurde ich krank – von all dem Leid,
ging ich zu den Ärzten, die wussten Bescheid.
„Vertrau unserem Können, dann wirst du
gesund."
Nur leere Versprechen aus aller Mund.
Jetzt kann ich nur lernen auf mich selbst zu
bauen,
fange ganz von vorn an – mir selbst zu
vertrauen.

Fazit: ohne Selbstvertrauen geht gar nichts!

Wärmende Herzen

Komm zu mir, behutsam und ohne Gewalt,
mit offenem Herzen, nicht eisig und kalt.
Lass mich einfach nur Mensch sein, so wie ich bin,
kein Verbessern und kein Fragen nach einem Sinn.
Kannst du mir vertrauen, ganz ohne Grund?
Sprichst du die Wahrheit, wenn sich öffnet dein Mund?
Kannst Du mir geben, was andere mir genommen,
ohne zu fordern um etwas zurück zu bekommen?
Muss ich etwas leisten, um dein Gefallen zu finden?
Meiner Freiheit entsagen, mich ganz an dich binden?
Doch kommst du mit klaren Absichten zu mir,
wirst du mir ein Freund sein, gerade jetzt und hier.
Dann können wir unsere Seelen zueinander führen,
um in unseren Herzen wieder Wärme zu spüren.

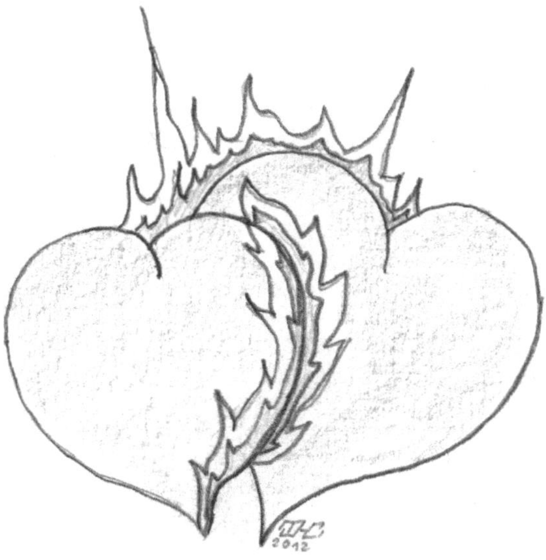

Zu Hause

Ich kam aus der Geborgenheit,
mit meiner Geburt war ich bereit,
die Vielfalt der neuen Welt zu entdecken,
und alle Kräfte in mir zu wecken.
Ich sah meine Eltern mit lächelndem Gesicht,
doch wirkliche Nähe, die gaben sie mir nicht.
Die Schule sollte mich stützen und lehren,
doch oft musste ich mich nur gegen Schläge
wehren.
Im Beruf suchte ich dann meine Welt,
aber dort ging es meistens nur ums Geld.
Viel Arbeit, Mühe und auch Plage,
bis eines Tages ich völlig versage.
Zweifel und Hoffnung - wird man zu mir
stehen?
Doch bist du krank, dann musst du gehen.
Bei vielen Menschen wollte ich noch
verweilen,
doch Zeitnot drängte sie zum Weitereilen.
Andere Leute, neue Orte,
stehe immer wieder vor der selben Pforte.
Nun habe ich schon so viel gesehen,
bin fast zu müde um weiterzugehen.

Doch ein neuer Weg in weiter Ferne,
zeigt mir die Richtung, wie leuchtende Sterne.
Der Weg scheint beschwerlich und oft auch
steil,
doch nur wenn ich ihn gehe, finde ich mein
Heil.
Ganz tief in mir ist ein Schatz verborgen,
ihn will ich suchen,
vielleicht entdecke ich ihn schon morgen.
Mich selbst erfahren und einfach nur sein,
dann kann ich es spüren - ich bin daheim.

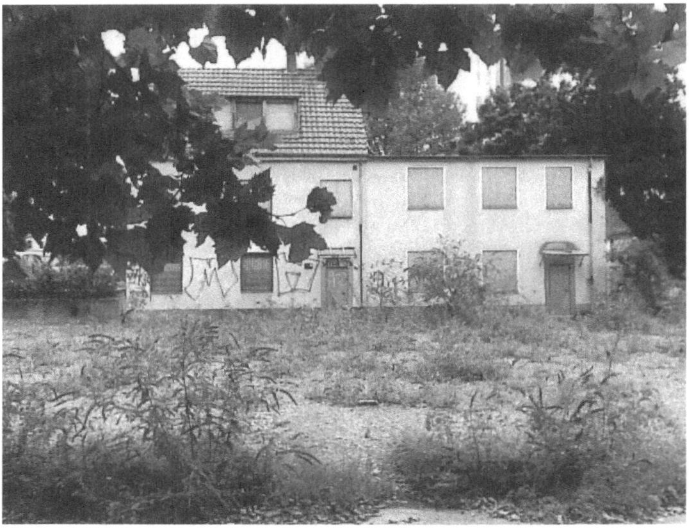

Völlig am Ende, fast zerbrochen, Monate in der Klinik – hier konnte ich zum ersten Mal mein bisheriges Leben reflektieren und in Worte fassen. Vergangenheit, Gegenwart und Zukunft spiegeln sich in Zu Hause und die Hoffnung dieses Ziel zu erreichen ist immer noch da.

Zum Licht

Dunkelheit hüllt mich mit schwarzem Mantel
ein,
ich such´ meinen Weg, bin völlig allein.
Wo ist die Hand, die mich jetzt leitet,
ein liebes Wort, das mich begleitet?
Menschen sind um mich, sie hasten vorbei,
ich fühl meine Füße - so schwer wie Blei.
Sie sagen, das ist alles nur in deinem Kopf,
schütteln die Häupter über mich armen
Tropf.
Doch dies zu wissen, es hilft mir nicht,
führt mich keinen Schritt näher ans heilende
Licht.
Ich dreh mich im Kreis und probiere so viel,
immer rastlos, auf der Suche nach meinem
Ziel
das mich herausführt aus dem Tal,
mich befreit von Einsamkeit, dieser
Höllenqual.
Wer hört tief in mir den stummen Schrei,
wenn meine Seele weint, wann ist sie frei?
Geborgenheit, wo find´ ich dich,
gibt´s nicht ein Stück von dir, allein für mich?

Doch will ich weiter hoffen, bis ein neuer Tag
beginnt
und ein Sonnenstrahl der Liebe die Finsternis
bezwingt.

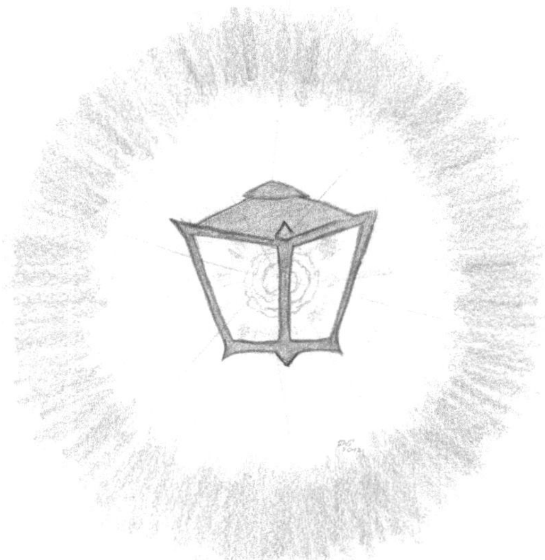

Dies ist mein allererstes Gedicht, geschrieben als mich die Dämonen von Angst, Panik und Depression ganz fest in ihren Klauen hielten.

Einschnitt

Martinus - aufgenommen als Patient

Angst - niemand da, der mich hier kennt

Augen - sie sehen nicht mehr klar

Operation - wird nun besiegt der Graue Star

Ärzte - die manch Späße machen

Mut - mit ihnen dann zu lachen

Helfer - mit geübten Händen

Bett - vorbei gerollt an vielen Wänden

Dunkelheit - Zeit die fehlt

Frei - von Leichtigkeit beseelt

Erwachen - ohne Angst und Schmerzen

Demut - steigt auf aus tiefstem Herzen

Sehen - neu entdeckt die weite Ferne

Golden - glänzen wieder nachts die Sterne

Schwestern - wie Engel zum Geleit

Dank - euch allen für diese besondere Zeit

Für alle Ärzte, Schwestern, Helfer und Begleiter nach einer Augenoperation.

Erwachen

Alles lief wie immer so vor sich hin,
dass etwas falsch war kam uns nie in den Sinn.
Funktionieren, das kannten wir von Früher
schon,
Oberflächlichkeit und Kälte, welch ein Lohn.
So tropften die Jahre dahin, wie zäher Brei,
trübe Gedanken steuerten uns am Leben
vorbei.
Ob sich noch einmal was ändert? Wir glaubten
es nicht,
zu viele Schatten, zu wenig Licht.
Unsere Seelen weit auseinander beladen mit
Qual,
in Körpern voll Angst, lebten einsam und
schal.
Doch langsam, ganz langsam so zart und fein,
fanden sie zueinander, waren nicht mehr
allein.
Viel Zeit verging bis sie sich aus der
Dunkelheit hoben,
und die güldenen Gewebe sich ineinander
verwoben.

Nach so langer Zeit endlich erwachen,
Gefühle entdecken, leben, lieben, weinen und
lachen.
Kein einfacher Weg und niemals gerade,
doch mehr als ein Geschenk es ist Gottes
Gnade.

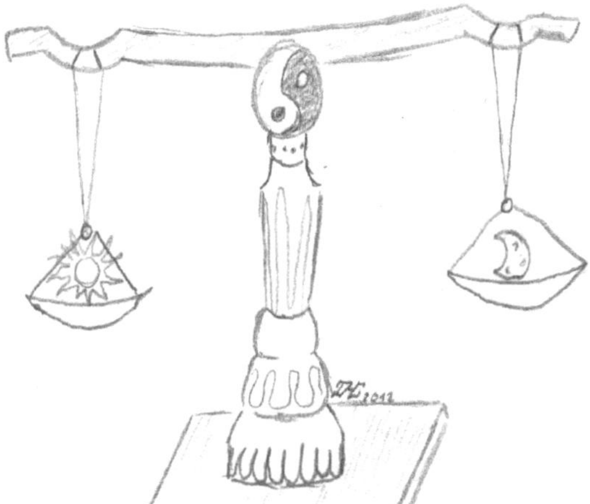

Für Hannelore

Schon in frühen Tagen lerntest du sie kennen,
das Datum kannst du sicher noch gut
benennen.
Sie war für dich wie einer Rose Duft,
du brauchtest sie, wie der Atem seine Luft.
Als das Land dich zum Regieren rief,
stand sie dir zur Seite, auch wenn es nicht gut
lief.
Du hast geholfen unser Land endlich wieder
zu vereinen,
gemeinsam konntet ihr mit glücklichen
Menschen weinen.
In vielen Ländern schaute sie hinter die
Kulissen,
ihr kluger Rat erweiterte so oft dein Wissen.
Für viele Kranke war sie ein großer Segen,
konnte mit Mut und Menschlichkeit so viel
bewegen.
Auch unter Häme und in Krisenzeiten
gab es kein Zögern den Mann ihres Herzens
zu begleiten.
Ihr Weg auf dieser Erde nahm nun ein Ende,
so falten wir still zum Gebet die Hände.

Ich weiß der Himmel wird sie für alles reich belohnen
und in deinem Herzen wird sie auf ewig wohnen.

Mitgefühl für einen hinterbliebenen Politiker nach dem Freitod seiner Ehefrau.

Seelenmusik

Wie oft war mir das Herz so schwer,
im Trübsinn gefangen ging gar nichts mehr.
Konnte nichts entscheiden vor lauter Sorgen,
wie geht es weiter was wird morgen?
Wie oft zog es mich in die Kirche dann,
wo die Zeit dann in anderem Tempo verrann.
Pater Noster so heißt der Gospelchor,
bei deren Gesang ich so viele Ängste verlor.
Stimmen voll Anmut, ein wahrer Genuss,
magische Schwingungen von göttlichem
Guss.
Harmonie auf der Tonleiter sämtlicher
Sprossen,
kein Auftritt, bei dem mir nicht die Tränen
flossen.
Wer diese Töne aufnimmt nur mit seinen
Ohren,
für den geht soviel Tiefe hier verloren.
Es ist die Freude die aus so viel Kehlen hier
erklingt,
eine Freude, die bis auf den Grund meiner
Seele dringt.
So wäre es zu wenig hier Danke zu sagen,
möge Gott euch alle stets auf Händen tragen.

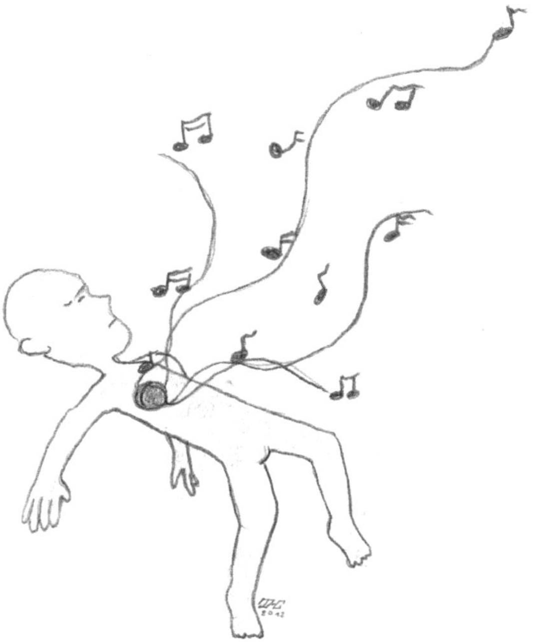

Zur Guten Nacht

Mitternacht – der Sand im Stundenglas
verrinnt,
der Mond nun Silberfäden durch die Wolken
spinnt.
Tief im Wald umtanzen Elfen dunkle Bäume,
leise durchschwebt ein Engel deine Träume.
Durchs Fenster zeichnen Sterne mit weichem
Licht
einen goldenen Glanz auf dein müdes Gesicht.
Wieder geht ein Tag zu Ende,
im Gebet gefaltet sind ganz still die Hände.
Einfach nur noch Ruhe spüren,
nichts bewegen, an nichts mehr rühren.
Entfernungen trennen uns in dieser großen
Welt,
doch schauen wir hinauf zum gleichen
Himmelszelt.

So habe ich still an dich gedacht
Und wünsche dir eine Gute Nacht.

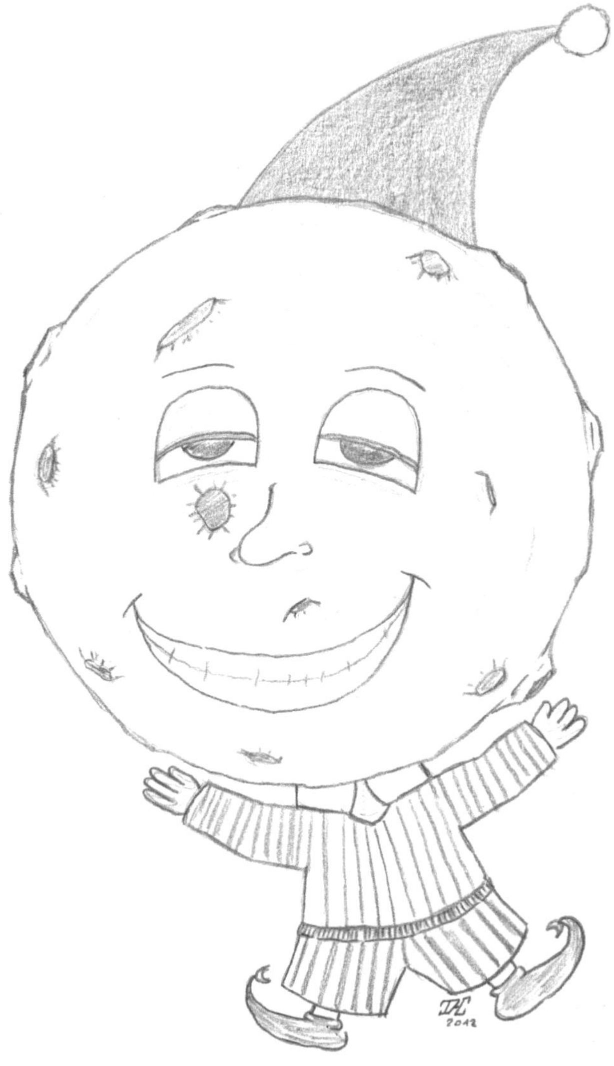

Wenn der Tag zu Ende geht, fühle ich oft eine innige Verbundenheit mit Menschen, die gerade nicht bei mir sind.

Zwischen den Jahren

Das Weihnachtsfest klingt leise aus,
der Tannenduft verlässt das Haus.
Tief versunken in Gedanken,
will ich all den Menschen danken,
die, verknüpft mit starken Banden,
so oft mir zur Seite standen.
Danke auch den Freunden, die schon gingen,
dort droben in himmlischen Chören singen.
Die mal mit Tränen, mal mit Lachen,
als Engel meinen Weg bewachen.
Helfern verborgen und mir unbekannt,
reiche ich in Demut meine Hand.
Erlebte Wunder, an so vielen Tagen,
weise Antworten auf so viele Fragen.
Nur wenig Sand noch durchs Stundenglas
rinnt,
bis wieder ein neues Jahr beginnt.
Lasse in Liebe alles los - was ist vergangen,
schaffe mir Raum - die Zukunft zu
empfangen.

Begegnungen

Sie geschehen zu allen Zeiten an jedem Ort,
manche musst du suchen, vor manchen läufst
du fort.
Manchmal sind sie gewollt und lange geplant,
doch oft geschehen sie auch plötzlich und
ungeahnt.
Die einen stimmen dich fröhlich, gelassen und
heiter,
dann wünscht du dir es ginge immer so
weiter.
Andere sind auch traurig, bitter und voller
Schmerzen,
erwecken tiefes Mitgefühl in deinem Herzen.
Wieder andere sind still, ganz sanft und leise,
entfalten ihren Reiz in einer besonderen
Weise.
In unzähligen Bildern fügt sich so jeder Stein
in das bunte Mosaik deines Lebensmusters
ein.
Und horchst du in der Begegnung
aufmerksam hin,
erkennst du auch bald ihren tieferen Sinn.

Kannst die Bedeutung der Botschaft für dich
verstehen,
an deinem Lebensweg eine neue Abzweigung
sehen.
Darum sei dankbar für all deine Begegnungen,
sind sie doch so etwas wie Gottes Segnungen.

In einem Buch las ich einmal, dass jeder Mensch dem man begegnet, ein Lehrer ist. Aber nur durch achtsames und liebevolles hin schauen und hin hören kann ich auch etwas aus dieser Begegnung lernen. Oft sind diese Gelegenheiten leider zu flüchtig und zu laut.

Drei Begleiter

Ich konnte kaum leben, war trotzdem nicht
tot,
mein Körper voll Schmerzen, meine Seele in
Not.
Ich ging viele Wege, musste mich drehen und
winden,
immer auf der Suche, eine Lösung zu finden.
Kam bald an einen Ort, wo man versprach
mich zu heilen,
musste mit vielen Kranken hier lange
verweilen.
Es gab Therapien der Anzahl viele,
sie reichten nicht aus, zum Erreichen meiner
Ziele.
Erst viele Wochen später, da fand ich heraus,
du bist gar nicht allein in diesem Haus.
Mehr als ein Freund war Hans von erster
Stunde,
sein Humor und seine Offenheit kamen aus
tiefstem Grunde.

Er hasste das Gerede, hinter versteckter Hand,
für seine ehrliche Meinung war er bald
bekannt.

Auch Gabi, ein ganz zauberhaftes Wesen,
in ihren Augen konnte ich viel Lebensfreude
lesen.
In ihr schlug ein großes und weites Herz,
mit ihr zu reden vertrieb mir so manchen
Schmerz.
Und Zacharia war ein Engel der Musik,
ihr Spiel auf der Flöte brachte mir etwas vom
Leben zurück.
Der helle Klang ihrer Stimme war eine
Offenbarung
und gab meiner Seele wieder neue Nahrung.
Ihre Leben sind wie ein mystisches Buch
gewesen,
ich danke für ihr Vertrauen, ein paar Seiten
darin zu lesen.
Ihre Leben sind wie ein mystisches Buch
gewesen,
ich danke für ihr Vertrauen, ein paar Seiten
darin zu lesen.

So will ich Gott preisen, für diesen Weg,
der mich wieder führte auf einen festen Steg.
Und für all´ meine Schritte, in die Zukunft und
weiter,
wünsch´ ich an meiner Seite solche Menschen
als Begleiter.

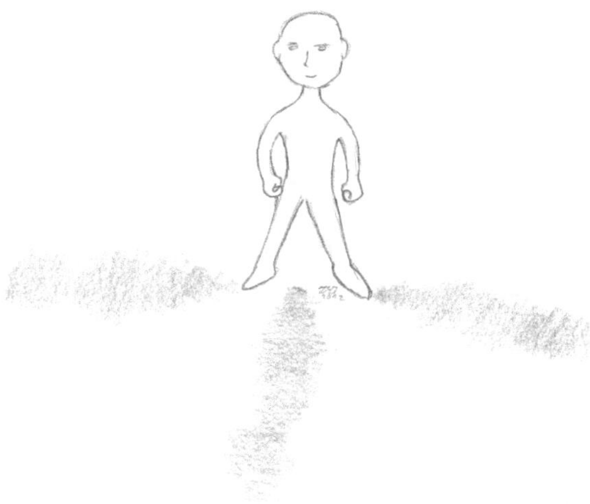

Viele Wochen in einer psychotherapeutischen Klinik...........viele fremde Menschen. Dankbar bin ich für die ärztliche Unterstützung und Hilfe. Aber von ganz großer Bedeutung waren die Menschen an meiner Seite, Patienten wie ich selbst wurden zu wahren Seelentröstern und Begleitern. Diese Drei bleiben so in meinem Herzen...

Ein Stück des Weges

Unsere Wege sich kreuzten irgendwo in der Ferne,
bestimmt und vorgezeichnet durch die Sterne.
Wir brauchten nicht viele Worte, wie sonderbar,
jeder wusste sofort, wer der Andere war.
Für kurze Zeit verbunden an einem fremden Ort,
dort war unsere Festung, ein sicherer Hort.
Wir lachten vergnügt, durchlebten auch Schmerzen,
doch stets blieb die Hoffnung in unseren Herzen.
Die Stunden vergingen uns wie im Flug,
wenn wir uns stützten und einer den Anderen trug.
Dankbar nahm ich an das große Glück,
euer Leben zu begleiten, ein kurzes Stück.

Jetzt trennen uns wieder Zeit und Raum,
es bleibt das Erinnern, manchmal ein Traum.

In Gottes Hand liegt nun das weitere
Geschehen,
soll es so sein, dann werden wir uns wieder
sehen.

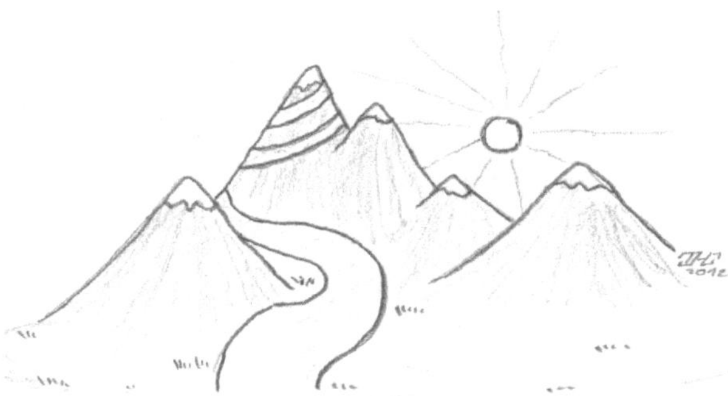

Helfende Hände

Oft sagst du einfach Ihr sollt gehen,
oder willst sie erst gar nicht bei dir sehen.
Und doch, du kannst fühlen, es ist wahr,
sie sind immer für dich da.
Es fällt dir schwer, sie zu erkennen,
sie gar mit Namen zu benennen.
Gedanken, Stimmen, oft auch Träume,
Menschen, Tiere oder Bäume,
ein Wolkenbruch, ein Sonnenstrahl,
zeigt dir immer wieder - du hast die Wahl.
Du brauchst nicht ständig Schmerz erleiden,
kannst immer wieder dich neu entscheiden.
Mit der Offenheit von Kinderseelen,
kannst Deinen göttlichen Weg dir wählen.
Freunde die dich sanft berühren
und mit dir die Sehnsucht spüren,
die Engel stets an deiner Seite,
eröffnen dir des Universums Weite.
Vor Händen, die sich dir nun reichen,
musst du nicht fliehen, nicht mehr weichen.

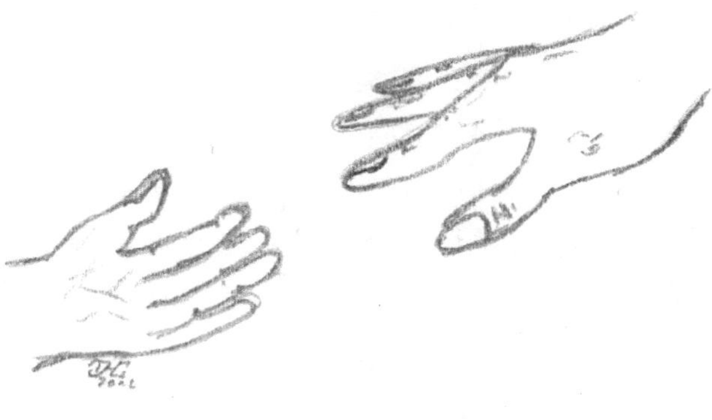

Das Farbenkind

Willst du die Schwingungen deiner Seele
erspüren,
dann lass dich von deinem Farbenkind
vertrauensvoll führen.
Die Farben deiner Wahl wirst du besser
verstehen,
lässt du dich darauf ein, sie mit dem Herzen
zu sehen.
Du erlebst das **R o t**, wie des Feuers Brand,
auch als Farbe der Liebe gut bekannt.
Das Farbenkind wird sie dir gerne geben,
denn sie bringt Vitalität und Kraft in dein
Leben.
O r a n g e, wie ein Sonnenaufgang, der
Wärme schafft,
sorgt für deine Gesundheit und Lebenskraft.
Wissen und Weisheit, einen erleuchteten
Verstand,
ein Leben in Freude - machst du dich mit der
Farbe **G e l b** bekannt.

Harmonie, Sympathie und Kreativität ganz
rein und pur,
das alles schenkt dir **G r ü n**, die Farbe der
Natur.
B l a u, die Farbe der göttlichen Inspiration,
bringt Frieden dir und Stille, eine friedliche
Kommunikation.
I n d i g o, die ganz besondere Farbe,
führt dich zur Philosophie, einer wertvollen
Gabe.
Des geistigen Mysteriums **v i o l e t t e r** Strahl,
steht zur Transformation und Heilung dir
immer zur Wahl.
Von all diesen Farben ganz sanft umwoben,
wird deine Seele leuchten, so wie der
strahlende Regenbogen.

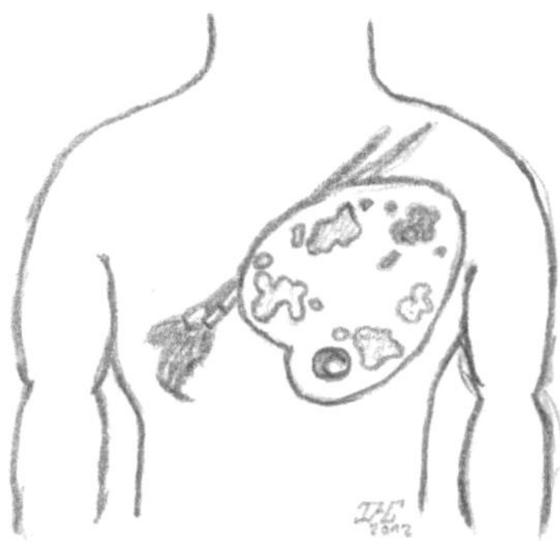

Im Jahre 2000 begegnete ich der wunderbaren Aura Soma Therapeutin Frederike und ihren Ölen. Viele Sitzungen bei ihr waren sehr bewegend und der Umgang und die Liebe zu den vielen Farben der Öle kreierten das Farbenkind.

Freudenbringer

Stille herrscht im Gotteshaus,
das Licht gedämpft.
Musik erklingt,
aus goldenen Kehlen singt der Chor,
harmonisch klingt der Widerhall,
von hohen Wänden in den Raum.
Berührt mich tief in meiner Seele.
Gott ist jetzt hier, in allen Menschen,
seine Nähe ist zu spüren.
Manch Träne aus den Augen rinnt,
ein Hauch Glückseeligkeit.
Stimmen die meine Seele streicheln,
vergessen ist des Alltags Grau.
So wie das Leben mal hoch mal tief,
sind diese Töne zu erleben.
All eure Stimmen sind ein Geschenk
und wer dieses andren Menschen bringt,
durch den kann Gottes Liebe strahlen.
Ihr zieht die Menschen in euren Bann,
denn ihr seid wahre Freudenbringer.

Immer wieder besuchte ich Kirchen, um dort Gospelmusik zu hören. Die vielstimmigen Chöre haben mich immer tief berührt, eben wahre Freudenbringer.

Gelderland

In dieser Klinik war ich zu Hause,
hier war mein Hort, meine stille Klause.
Hier durfte ich mich erfahren, mal anders sein,
mit meiner Gruppe aber auch allein.
Von der „Käseglocke„ geschützt für viele Wochen,
niemand da, um an meine Tür zu pochen.
Doch bin ich wieder Draußen, was wird dann sein?
Schaffe ich mein Leben so ganz allein?
Gibt es Menschen, die mich stützen und halten,
oder wird es wie vorher mit all dem Alten?
Im Licht der Hoffnung will ich es wagen,
meinen Weg zu gehen und nicht zu verzagen.

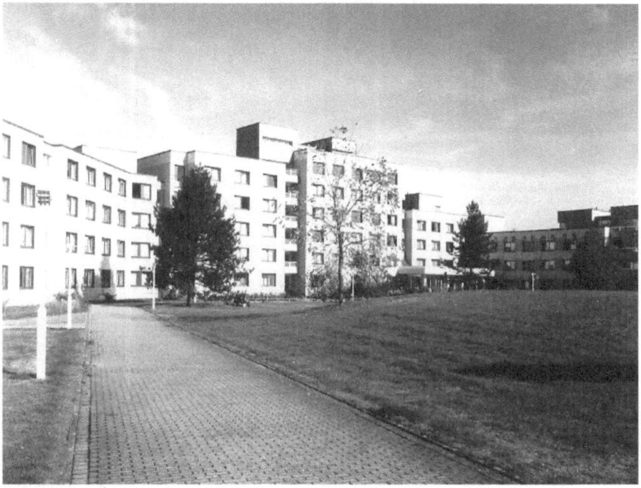

Als Körper und Seele nicht mehr funktionieren wollten, begab ich mich das erste Mal in meinem Leben in eine psychotherapeutische Klinik. Hier machte ich eine ganz elementare Erfahrung...es gibt mich!

Heilende Hände

Der Kopf tut weh, wenn man ihn dreht,
der Nacken steif, wenn Zugluft weht.
Die Schultern beim Bewegen brennen,
der Ischias verklemmt, kann nicht mehr
rennen.
Der ganze Rücken ist verbogen,
viele Wirbel hat´s an einen falschen Ort
gezogen.
Jetzt kommen Ärzte schnell ins Spiel
doch von Pillen und Spritzen hab´ ich bald
zuviel.
Auch Technik, Reizstrom und langes Strecken
bringt wenig Linderung, oftmals Schrecken.
So dauert es lang, eine mühevolle Strecke,
bis ich endlich Georgias Praxis hier entdecke.
Viel Skepsis und Zögern mich noch begleiten,
doch lass ich mich vom Herzen leiten.
Dann trage ich mein Leiden vor,
finde wache Augen und ein offenes Ohr.
Finger die fachkundig meine Rücken abtasten,
sanft ziehen, drücken, mich entlasten.
Einfühlsam werden Blockaden behoben,
Wirbel für Wirbel an seinen Platz geschoben.

War ich auch oft verzweifelt, mit meinen
Ideen am Ende,
sage ich heute **Danke** für Georgias **Heilende Hände**.

Wenn man krank ist probiert man so viele Wege, Heilung und Linderung zu finden. Einer davon führte mich zu Georgia und ich durfte erfahren, es gibt sie noch die heilende und gefühlvolle Behandlung.

Hinter meiner Rüstung

Seit ich ein Kind war trage ich eine Rüstung,
die niemand sehen kann,
komm, schau ein wenig darunter aber sei
behutsam, denn ich werde sie dir nicht öffnen.
Ich erwecke den Eindruck ganz sicher zu sein,
heiter, gelassen und ungetrübt,
lass dich nur nicht täuschen, in mir herrschen
Unsicherheit und Chaos.
Du denkst ich sei sicher und ruhig, hätte alles
unter Kontrolle,
das ist meine Strategie, die so gut funktioniert.
Es sieht so aus als schaffe ich alles allein, hätte
niemanden nötig,
doch das ist nur meine Tarnung, die alles
verbirgt.
Darunter liegen Trauer und Einsamkeit,
Verwirrung und Scham.
Das muss ich alles verbergen - das darf
niemand sehen.
In panischer Angst schließe ich meine Rüstung
zu,
damit niemand mich in meiner Schwäche
bloßstellen kann.
Ich habe diese Mauer selbst sorgsam erbaut,

komm, breche ein Stück aus ihr heraus - auch
wenn ich versuche sie gleich zu erneuern.
Ich kann mich alleine nicht mehr selbst von
mir befreien.
Meine Angst nichts wert zu sein ist einfach zu
groß
und wenn du das erkennst wirst du mich
auslachen und zurückweisen,
das würde meine Seele töten.
Deshalb stehe ich in diesem verzweifelten
Kampf und täusche mit meiner Rüstung
Sicherheit vor,
doch dahinter kauert ein zitterndes Kind.
Ich rede und rede über so viele Themen die
eigentlich ohne Bedeutung sind,
über das, was alles bedeutet - darüber rede ich
nicht.
Vielleicht kannst du trotzdem hören, was ich
dir nicht sage obwohl es so wichtig ist.
Darum sei mutig und reiche mir deine Hand -
auch wenn ich danach schlage,
komm bitte trotzdem näher, damit ich endlich
leben kann.
In meiner panischen Angst kämpfe ich gegen
das, was ich mir am sehnlichsten wünsche.

Meine Rüstung ist wertvoll, denn ziehe ich sie
aus in diesem Kampf bekomme ich
Todesangst.

Wenn die Panzerung fällt, ist der Schmerz
wieder da.
Doch was ich nicht weiß ist - die Schlacht ist
längst vorbei.
Darum reiße meine Rüstung entzwei - doch
tue es ganz sanft, denn das Kind ist sehr
verletzbar.
Wer du bist, wirst du dich jetzt fragen?
Jeder der mir begegnet, jede Frau, jeder Mann
und jedes Kind.

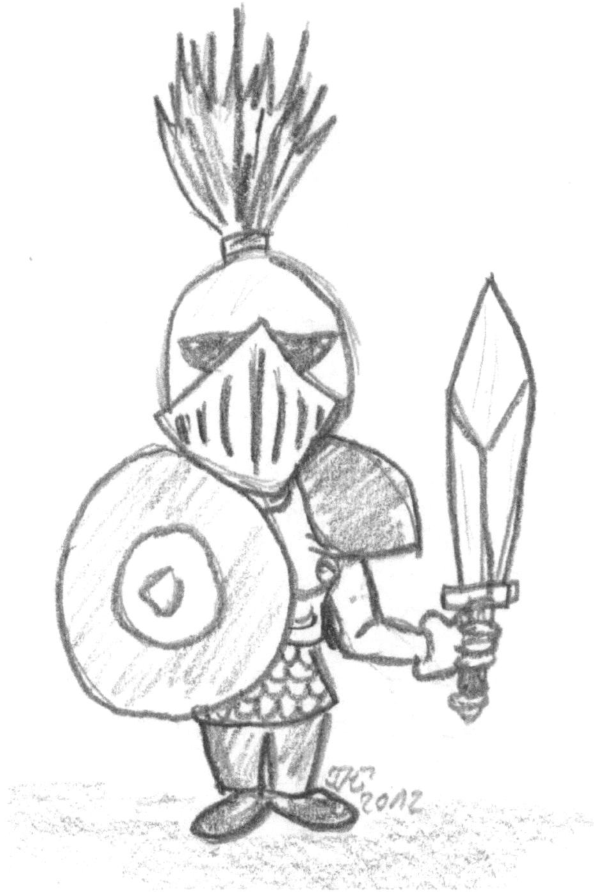

In der Klinik lernte ich viel darüber, was das Innere Kind in mir bewirkt. Erst ein geringschätziges Abwerten, dann ein grenzenloses Staunen bis hin zu tiefgreifender Ehrfurcht. Heute achte ich in jeder Begegnung mit anderen Menschen dieses Innere Kind im Anderen.

Alte Freunde

Die Sonne versinkt, gleich einem roten
Feuerball,
in meinem Kopf ist immer noch deiner Stimme
Widerhall.
Die Nacht deckt alles mit ihrem schwarzen
Mantel zu,
einsam schaue ich zum Himmel und frage -
wo bist du?
Du hattest viel Herz, deine Seele war groß,
wir lachten so viel, jeder fand dich famos.
Wenn alle dich nun plötzlich so sehr
vermissen,
dann ist es als wäre ein Band gerissen.
Wir verstanden uns gut und mussten nie
streiten,
es war schön deinen Weg ein Stück zu
begleiten.
Ich denke an so viel Freude und Heiterkeiten,
will dieses Bild bewahren - aus besseren
Zeiten.
Du bleibst in meinem Herzen, denn dort
stirbst du nie,
irgendwo sehen wir uns wieder, wer weiß
schon wie?

So hebe ich mein Glas zu einem letzten Good Bye,
schlafe in Frieden, denn jetzt bist du frei.
Das Schönste was ich dir noch sagen will:
Du warst ein wirklicher Freund und jetzt schweig ich still.

Ich traf den Pfarrer Hans-Martin während meines Klinikaufenthaltes und für einige Wochen gingen wir einen gemeinsamen Weg. Als er kurze Zeit später in jungen Jahren starb, war ich tief getroffen. Für seine Mutter schrieb ich diese Verse, durch die er bis heute tief in unseren Herzen verankert blieb. Mit seiner Mutter, die ich nie persönlich kenne gelernt habe, verbindet mich bis heute eine schon zwölf jährige Freundschaft.

Du fehlst

Stehe hier zwischen dunklen Tannen und
knorrigen Bäumen,
bin jetzt ganz bei dir, habe nichts zu
versäumen.
Denke an dich, an vergangene Zeiten,
würde das Tor der Zeit gerne rückwärts
durchschreiten.
Deine Stimme klingt mir noch ganz deutlich
im Ohr,
stehst ganz dicht mir zur Seite, so kommt es
mir vor.
Die Lücke, die du hast bei mir hinterlassen,
füllt sich mit Trauer und Schmerzen, ist kaum
zu fassen.
In der Stille nun kann ich in meinem Herzen
spüren,
hier ist der Ort, wo unsere Seelen sich
berühren.
Und der Wind in den Zweigen, der flüstert
mir zu:
Du bist jetzt getröstet in ewiger Ruh.

Auch meine Freundin Karin hat unsere Welt viel zu früh verlassen. An einem Tag auf dem Friedhof war meine Seele voll mit Schmerzen über die Lücke die sie hinterlassen hatte und plötzlich hatte ich den Text von Du fehlst im Kopf.

Erinnerung

Kenne nicht dein Grab in weiter Ferne,
wo dich bescheint der Mond und die Sterne.
Oft bitte ich dich leise mich zu führen,
kann die Antwort nicht hören, aber in mir
spüren.
Lese oft deine Briefe, die mir noch blieben,
in schlaflosen Nächten von Ängsten getrieben.
Sie geben mir Hoffnung für den nächsten Tag,
was immer er mir auch bringen mag.
So viele Jahre bist du schon fort,
behütest mich wachsam vom himmlischen
Ort.
Mein Herz hält dein Bild für immer jung,
gut bewahrt in meinem Schatz der
Erinnerung.

Immer noch bei Dir

Mein Schritt führt mich vorbei an knorrigen Bäumen,
uralte Riesen, die den Wegesrand säumen.
Vögel zwitschern leise zwischen den Zweigen,
vom Wind bewegte Blätter tanzen einen Reigen.
Bald wird es so still, dass man den Atem anhält,
so still, als gäbe es wirklichen Frieden auf dieser Welt.
Ich knie vor weicher Erde, geformt zum Hügel,
ein Engel aus Marmor spreizt weit seine Flügel.
Einen Strauß bunter Blumen habe ich dir mitgebracht,
lege ihn zu deinen Füßen nieder mit Bedacht.
An diesem Ort kann ich noch immer deine Nähe spüren,
grad´ so, als würden deine Hände mich sanft berühren.

Von meinem Leben will ich dir erzählen,
von trüben Gedanken, die mich in einsamen
Nächten quälen.
Aber auch von der Freude, wenn mein Herz
fast zerspringt,
an den guten Tagen, wo mir so Vieles gelingt.
Von lieben Freunden soll ich dir Grüße sagen,
die dich nicht vergessen, noch immer im
Herzen tragen.
Wenn es jetzt regnet, hast du dort Oben sicher
still geweint,
doch irgendwo sehen wir uns wieder, wo uns
die Sonne für immer scheint.

Für all die Menschen, die immer noch tief in meinem Herzen wohnen, obwohl sie nicht mehr unter uns sind – aber immer wieder in meinen Gedanken.

Vom Himmel

Als Freund warst du von vielen hoch
geschätzt,
dein großes Herz hat keinen Menschen je
verletzt.
In der Gemeinde warst du tätig Tag und
Nacht,
so viele Kinder haben gern mit dir gelacht.
Eltern und Geschwister liebtest du von
Herzen,
in Freud und Leid, ja selbst mit Schmerzen.
Die Lücke, die Du hinterlässt bleibt immer
offen,
im Paradies dir zu begegnen, können wir nur
hoffen.
In Gottes Gnade gütig aufgenommen,
sollst fortan du dich in reiner Liebe sonnen.
Und immer wieder haben wir an dich gedacht,
wenn du als Engel vom Himmel droben uns
bewachst.

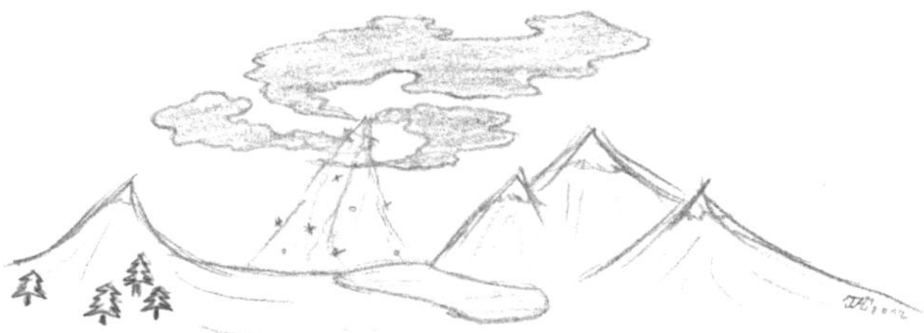

Warum

Fremde Menschen liegen sich in den Armen
und weinen,
die Großen sind ratlos, völlig verwirrt sind die
Kleinen.
Die Wucht der Gewalt hat uns alle getroffen,
wann dürfen wir wieder auf Menschlichkeit
hoffen?
Gesichter verzerrt und leichenblass,
spiegeln Entsetzen über so viel grausamen
Hass.
Terror du zeigtest deine teuflische Fratze,
rafftest hinweg so viele, mit deiner
Höllentatze.
Warum? Diese Frage wird ohne Antwort
bleiben.
Keine Worte, diese Tragödie zu beschreiben.
Wem nützen jetzt Reden mit scharfem Biss?
Weder Eltern noch Kindern, die man
auseinander riss.
Im Gebet vereinen sich die Völker aller
Rassen,
wollen Frieden, nicht mehr ihren Nachbarn
hassen.

Begegnen wir uns deshalb mit liebender
Gebärde,
denn für uns alle gibt es nur diese eine Erde!

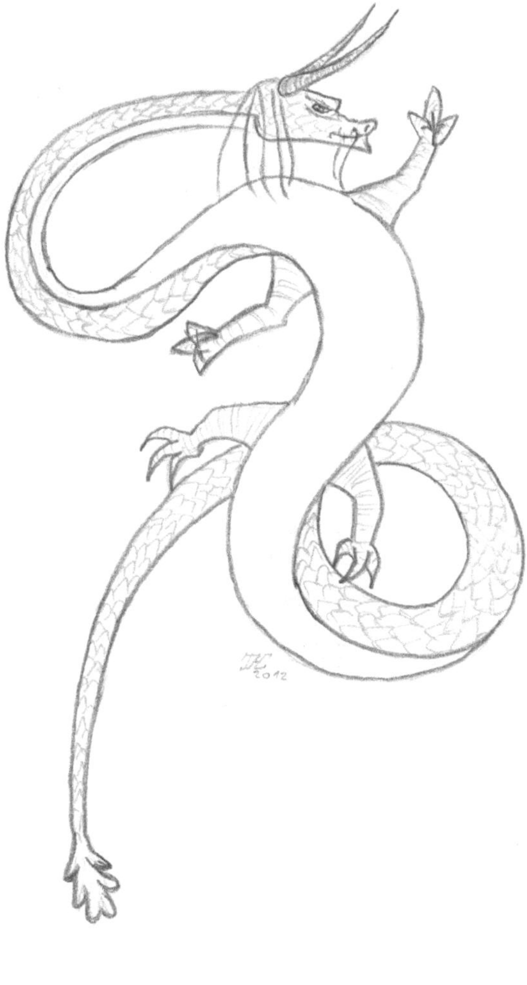

Der 11. September 2001 ist bis heute in meinem Kopf und nicht vergessen. Die Bilder, die das Fernsehen damals ausstrahlte, musste ich mir immer und immer wieder ansehen, weil ich versuchte zu verstehen, es aber nicht konnte. In diesen Tagen habe ich Warum geschrieben. Die Antwort steht bis heute aus.

Glauben

Melancholie durchtränkt meine Gedanken,
Dunkelheit verdrängt das Licht,
keine tröstende Stimme, die zu mir spricht.
Das Schiff meines Lebens beginnt zu wanken.

Rasend dreht sich das Karussell im Kopf,
ist es Zeit zu fliehen aus dieser Welt?
Wo ist die Kraft, die mich hier noch hält?
Tränen füllen so manchen Topf.

Dann wächst ein Gefühl, noch zart und fein,
es ist nicht zu greifen, kein wirkliches Wissen,
doch der Schleier um mich ist aufgerissen.
Ich fange an zu glauben, ich bin nicht allein.

Noch andere Seelen sind mit meiner
verwoben,
senden Hoffnung und Liebe meinem rastlosen
Herz,
helfen heilen und lindern den quälenden
Schmerz.
Trotzen gemeinsam den Stürmen, die in uns
toben

Lebenssinn

Wo ist er nur des Lebens Sinn?
Wann ernte ich Früchte, wo ist mein Gewinn?
Lange forschte ich danach in weiter Ferne,
befragte viele Menschen, ja sogar die Sterne.
Wo wird die Suche nur irgendwann münden?
Kann ich das Verborgene überhaupt
ergründen?
Nach Jahren der Suche merkte ich dann,
dort Draußen gibt es Nichts, was ich finden
kann.
Dabei lag es so Nahe und war doch so Fern,
tief in meinem Inneren, da lag der Kern.
Ein Geheimnis, wahrlich so gut versteckt,
fast hätte ich es wohl niemals entdeckt.
Noch weis ich nicht Alles, wie sollte ich auch?
Ist es doch vom langen Atem nur ein kleiner
Hauch.
Ein mystisches Buch, doch ist es nicht offen,
es einmal ganz zu lesen, das kann ich nur
hoffen.

Glauben und Hoffnung mich von nun an
begleiten,
will wachsen und lernen durch all diese
Seiten.
So fand ich keine Offenbarung, tief in mir drin
doch meinen Lebensweg zu finden, das macht
Sinn.

Neun Engel

Die Tage erschienen mir grau in grau,
verschwunden war des Himmels Blau.
War allein und verlassen, wohin ich auch
ging,
konnte nicht mehr erkennen, woran mein
Herz noch hing.
Mit Furcht vor dem Leben und Angst vor dem
Tod
konnte ich nicht mehr verdienen mein
tägliches Brot.
Als meine Seele so nahe am Abgrund stand,
und quälende Gedanken mir raubten den
Verstand,
da hatte ich in der Nacht einen seltsamen
Traum,
auf einer Waldes Lichtung saß ich unter einem
uralten Baum.
Über mir schwebte eine Gestalt aus goldenem
Licht,
die mit sanften Worten zu mir spricht:
Neun Engel werden dich von nun an
begleiten,

deinen Weg beleuchten und dich sicher leiten.
Und durch ein großes, hell glänzendes Tor
trat sodann der erste Engel hervor.

Jophiel, der Engel der schöpferischen Kraft,
der aus meinen Visionen die Wirklichkeit
erschafft.
Wie Saatkörner getragen vom Wind,
reifen die göttlichen Ideen von meinem
inneren Kind.
Er wird meiner Kreativität die Nahrung
geben,
Wachstum zu fördern in meinem Leben.

Der Engel der Heilung ist Raphael,
er vertreibt die Dunkelheit, macht mein Leben
wieder hell.
Ich öffne ihm meinen Geist und auch mein
Herz,
so dass ich verliere den ganzen Schmerz.
Meiner Schöpfung, dem Körper schenkt
Raphael zum Gruß,
die ungehinderte Lebenskraft in vollem Fluss.
Im tiefen Gebet will ich bei ihm verweilen,

dann wird mit Liebe er meine Seele heilen.

Ich kann plötzlich spüren mein inneres
Verlangen,
das Gefühl die ewige Liebe zu empfangen.
Meine Ängste verhindern mich mit der Liebe
zu vereinen,
Hadraniel hilft mir die Schmerzen des Lebens
zu beweinen.
Und wenn sich öffnet zu Gott mein Herz,
bin ich erlöst von Furcht und allem Schmerz.

Bei der Suche nach der Wahrheit, tief in mir,
öffnet mir Zagzagel so manche Tür.
Er lehrt mich zuzuhören und nach Innen zu
sehen,
um meine Gedanken und Gefühle besser zu
verstehen.
Und komme ich mit Zagzagels Weisheit in
Berührung,
offenbart sich meinem Geist die göttliche
Führung.

Der Engel Charmiene umgibt mich mit seiner Harmonie,
solch liebevolle Umarmung, die spürte ich noch nie.
In meinem Körper liegen die Schmerzen der Vergangenheit,
negative Gefühle machen sich an der Oberfläche breit.
Charmiene wird mir helfen das Leben zu genießen,
meine verlorenen Gefühle wieder in die Arme zu schließen.

Die Gegenwart von Hamied kann ich jetzt spüren,
des glorreichen Wunderengels strahlendes Licht will mich berühren.
Er bringt die Erinnerung an meine Göttlichkeit
und ist in schlimmen Krisen stets bereit,
durch Wunder mein Leben zum Guten zu wenden,
mich immer zu tragen, auf seinen gesegneten Händen.

Fortunata ist der Engel der mir Wohlstand
bringt,
meine Energie dann auf höchster Stufe
schwingt.
Er segnet mich durch materielle Güter,
ist aber auch meiner inneren Werte strenger
Hüter.
Vom Reichtum des Universums wird er mir
im Überfluss geben,
ihn für gute Werke zu verwenden sei mein
Bestreben.

Und falle ich ohne Zuversicht der
Verzweiflung anheim,
schwebt Phanuel, der Engel der Hoffnung
herein.
Er stärkt mein Vertrauen, den Wunsch nach
Gutem,
lässt mich mit göttlicher Inspiration
durchfluten.
Denn Hoffnung ist meine Bahn zu Gott,
mich öffnet und heraus wirft aus dem
Alltagstrott.

Kaeylarae mein letzter Engel bringt mir
Frieden,
die Gaben der Geduld, die Fähigkeit mich
selbst zu lieben.
Die Widersprüche dieser Welt in mir
aufzulösen ist sein Bestreben,
und meiner gepeinigten Seele wieder Frieden
zu geben.
So habe ich Vertrauen zu Kaeylarae, der es gut
mit mir meint
und mein Wissen stärkt, das mich mit Gott
vereint.

Nachdem ich nun alle diese Engel sah,
ist mir mein Lebensziel jetzt wieder klar.
Zuhören, verstehen und helfen mit wachem
Verstand,
den Menschen begegnen überall im Land.
Geben und nehmen ohne fordern und zählen,
mich nicht mehr mit Sorgen und Ängsten
quälen.
Und wenn ich mal strauchle, von meinem
Weg abgleite,
so rufe ich meine neun Engel an meine Seite.

Mit diesen allgegenwärtigen Kräften der
heiligen Lichtgestalten,
können sich die Wurzeln meines Lebens
wieder fest im Boden halten.

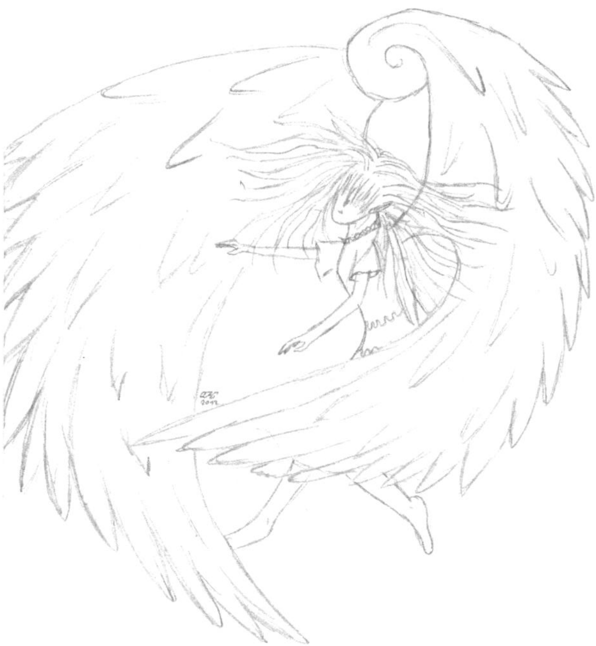

Ein Engel Tarot mit wunderbaren Bildern und Texten war die Vorlage dafür, über meine Lieblingsengel zu schreiben.

Mächte der Finsternis

Pechschwarze Nacht umhüllt die Welt,
am Tag als der Teufel seinen Einzug hält.
Schauriges Heulen und dumpfes Grollen,
lässt schweres Gestein von den Bergen rollen.
Die Erde bricht auf in tiefe Spalten,
heraus kriechen abscheuliche
Jammergestalten.
Gnome, Ungeheuer und klapperndes Gebein,
schreien gequält, stöhnen voller Pein.
Die Luft erglüht und stinkt nach Schwefel,
des Satans Schlund speit bösen Frevel.
Die Armee der Finsternis ist zum Kampf
bereit,
gibt Beelzebub zur Schlacht ihr düsteres
Geleit.
Alle Seelen sollen nun seine Sklaven werden,
er will die Macht im Himmel und auf Erden.
Doch ehe das Universum völlig zerbricht
und die Dunkelheit völlig verschluckt das
Licht,
bricht gleißend hell ein goldener Schein
über all die finsteren Monster herein.
Ein Heer von Engeln den Weg versperrt,

Gott kommt zu richten mit flammendem
Schwert.
Himmlische Mächten fegen hinweg die
ganze Brut,
auf das sie elend verbrennt in des Feuers Glut.
Das Paradies steht nun auf ewig offen,
für all die Seelen, die voll Zuversicht hoffen.

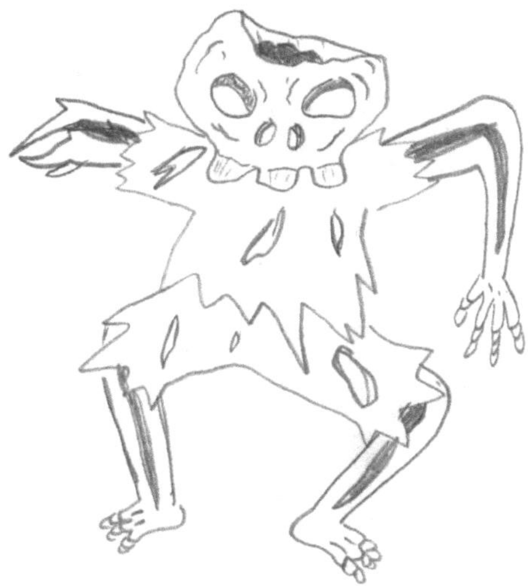

Dieses Gedicht habe ich ganz persönlich für meinen Sohn Daniel geschrieben, als er noch klein war und ich ihm einige meiner Gedichte vorgelesen hatte, sagte er: „Papa du musst auch mal etwas gruseliges und böses schreiben". Ein ganz neues Gebiet eröffnete sich mir mit Mächte der Finsternis.

Raphael

Einen Engel der Heilung sende ich dir,
deine Seele zu trösten, gerade jetzt und hier.
Öffne ihm deinen Geist und auch dein Herz,
so nimmt er hinweg deinen ganzen Schmerz.
Befreien wird er dich aus der Krankheitshaft,
ungehindert durchströmt dich neue
Lebenskraft.
Vom Licht des Schöpfers wird er dir geben,
die Dunkelheit entschwindet aus deinem
Leben.
Deiner Gedanken Unrast bringt er zum
Schweigen,
den Weg zur Gesundung will er dir zeigen.
Kannst du tief im Gebet bei ihm verweilen,
so wird dich seine Liebe heilen.

Im Glauben tief verwurzelt und von schwerer Krankheit gezeichnet fand dieses kleine Engelsgedicht in einem Rahmen seinen Platz am Krankenbett meiner Schwiegermutter.

Seelenheil

Du schaust so traurig, fühlst dich hohl und
leer,
ohne Hoffnung, versunken im Gedankenmeer.
Im Griff der Angst, so hart und fest,
ein Dämon der dich nicht mehr lachen lässt.

So viele Menschen traten in dein Leben
konnten dir weder Schutz noch Wärme geben.
Im Vertrauen schenktest du manchen dein
offenes Herz,
Missbrauch und Enttäuschung - so groß war
dein Schmerz.

Unendlich lang wird dein Tag zur Nacht,
doch schau, in der Ferne schimmert ein Licht
ganz sacht.
Es ist nur für dich, fängt bald an zu strahlen,
in seinem Glanz da gibt es keine Qualen.

Lass nur den Schöpfer in deinem Herzen
verweilen,
so wird er all´ deine Wunden heilen.

Sehnsüchte des Lebens werden dir jetzt
erfüllt,
wenn grenzenlose Liebe dich wie ein Mantel
umhüllt.

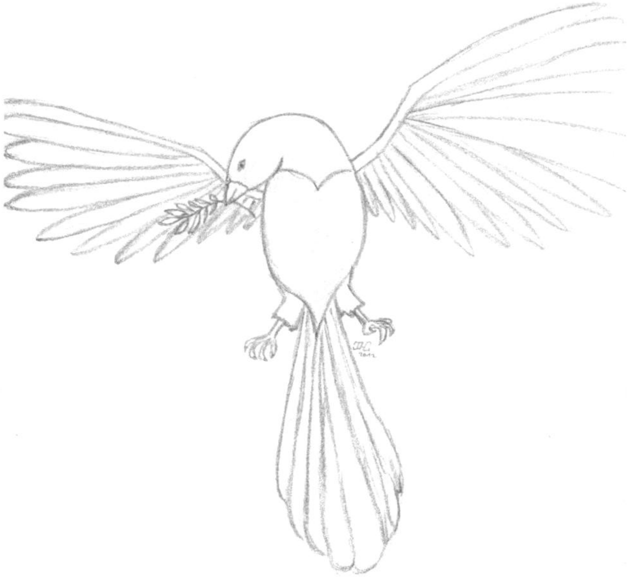

Waldfrieden

Ganz tief im Wald am Wegesrand,
dort wo die höchste Tanne stand,
ließ ich mich nieder auf einen Stein.
Hatte nichts zu tun, durfte einfach nur sein,
atmete tief ein des Baumes harzigen Duft,
spürte auf der Haut des Nebels feuchte Luft.
Auf den Gräsern glitzerte wie Perlen der Tau,
ein Fuchs schlich lautlos zu seinem Bau.
Ein Falke schwebte über den Wipfeln der
Bäume,
ich schloss die Augen, genoss meine Träume.
Noch lange saß ich so auf meinem Stein,
getragen und geborgen von der Erde allein.
Mit Wehmut setzte ich meinen Weg dann fort,
dachte noch lange an diesen stillen Ort.
Dankte der Fügung, die mich hierher geführt,
wo ich tief in mir den Frieden gespürt.

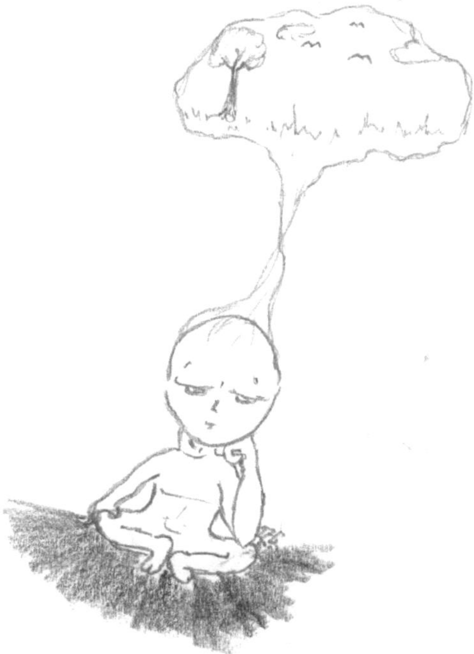

Auf einer Lichtung in den tiefen Wäldern der Eifel lag ich im Moos und es gab einmal wirklich Nichts für mich zu tun. Nur da zu liegen und zu Empfinden schenkte mir die winzige Vorstellung wie wirklicher Frieden sich anfühlen könnte.

Denk dir

Denk dir...
...dort oben wäre kein Himmel, auf den wir
warten müssen,
und kein Höllenfeuer wird jemals lodern unter
unseren Füßen.
Über uns wäre nur der blaue Horizont - so
unendlich weit
und all die Menschen hätten endlich
füreinander Zeit.
Sie lebten nur für den heutigen Tag,
ganz ohne Furcht vor dem was kommen mag.

Denk dir...
...es gäbe keine Länder und nirgendwo
Soldaten,
keiner müsste mehr vor geschlossenen
Grenzen warten.
Religion und Politik wären ganz ohne Macht,
nichts wofür du töten müsstest in dunkler
Nacht.
Kein Krieg mehr für den es sich zu sterben
lohnt,
ein jeder in Frieden den Erdball bewohnt.

Sicher sagst du: was mag das für ein Träumer
sein?
Ein Träumer? Ja, doch ich bin nicht allein.
Ich hoffe eines Tages öffnest auch du uns dein
Herz
für eine Welt voller Liebe, ohne Trauer und
Schmerz..

Denk dir...
... es gäbe keine Besitztümer und keinen Luxus
im Überfluss,
nicht mehr die Gier, dass jeder alles haben
muss.
Dein Nachbar immer zur Hilfe bereit,
vergessen wären auf ewig Missgunst und
Streit.
Junge und alte Menschen aller Klassen
kennen keine Trennung mehr nach Glauben
und Rassen.

Sicher sagst du: was mag das für ein Träumer
sein?
Ein Träumer? Ja, doch ich bin nicht allein.
Ich hoffe eines Tages öffnest auch du uns dein
Herz

für eine Welt voller Liebe, ohne Trauer und
Schmerz.

Wieder einmal war ich inspiriert von meinen großen Idolen, den Beatles mit ihrem Song Imagine. Denk dir liegt mir besonders am Herzen, weil ich schon seit ewigen Zeiten einer von diesen Träumern bin. Danke John.

Ein Wintertraum

Über mir ein Himmel von rötlichem
Schimmer durchzogen,
Seemöwen überfliegen mich im weiten Bogen.
Das Eis auf dem See glänzt wie ein großer
Spiegel,
auf den Dächern rauchen Schornsteine aus
rotem Ziegel.
Bin ich am träumen?

Ganz still und leise kommt die Nacht,
seidig bescheint der Mond den dunklen
Wald ganz sacht.
Am Kamin sitzt eng umschlungen ein
Pärchen,
staunende Kinder lauschen einem Märchen.
Eisblumen am Fenster, so frostig und kühl,
oh ja, ich liebe dieses unbeschreibliche Gefühl.
Bin ich am träumen?

Ganz dicht am Feuer eine behagliche
Plauderei,
ein fröhliches Lachen klingt auf und zieht
vorbei.

Es liegt so etwas wie Magie in der Luft,
eine wirklich prachtvolle Aussicht, die mich
ruft.
Bin ich am träumen?

Eine atemberaubende Szene im gedämpften
Licht,
sanft taumeln Schneeflocken auf mein Gesicht.
Eine Umgebung so wunderschön und frei,
eine in den Himmel gezeichnete
Landschaftsmalerei.

Meine Welt beginnt wirbelnd zu tanzen und
sich zu dreh´n,
es ist so unglaublich, ich kann es kaum noch
versteh´n.
Bin ich am träumen?

Ja, so habe ich mir die Winterzeit immer vorgestellt und verschwommen tauchen noch manchmal solche Szenen in meiner Erinnerung auf, wie ich sie als Kind erlebt habe.

Geschenkt

Viele Menschen nach Macht und Reichtum streben,
Karriere und Ansehen opfern sie ihr ganzes Leben.
Füllen ihre Konten mit Millionen,
wollen sich besser kleiden, teurer wohnen.
Kaufen ohne Ende alles ein,
immer mehr als der Nachbar, so sollte es sein.
Und hat man fast alles nach vielen Jahren,
kann man immer noch ein zweites Auto fahren.
Das ist die Spirale dieser Welt,
die sich immer schneller dreht ums Geld.
Wer bestaunt noch die Sonne, die durch die Wolken bricht,
die uns ihre Wärme spendet und ihr helles Licht?
Wer spürt die Luft, die wir zum atmen haben,
das kühle Wasser, an dem wir uns laben?
Wer riecht die Blumen, die auf der Wiese blühen
und in leuchtenden Farben ihren Duft versprühen?

Wer sieht die Vögel, hoch in den Lüften ihre Flügel schwingen,
die für uns am frühen Morgen ihre Lieder singen?
Wer hört das Kinderlachen, das glockenhell erklingt
und freudig und warm in unsere Herzen dringt?
Wer bewundert den glitzernden Stern, der in dunkler Nacht
droben am Himmel unseren Schlaf bewacht?
Wer fühlt noch in Tagen der Einsamkeit,
tief in sich die Sehnsucht nach Geborgenheit?
Wer voll Demut all dieser kleinen Wunder gedenkt,
der wird erkennen, das Schönste im Leben wird uns geschenkt.

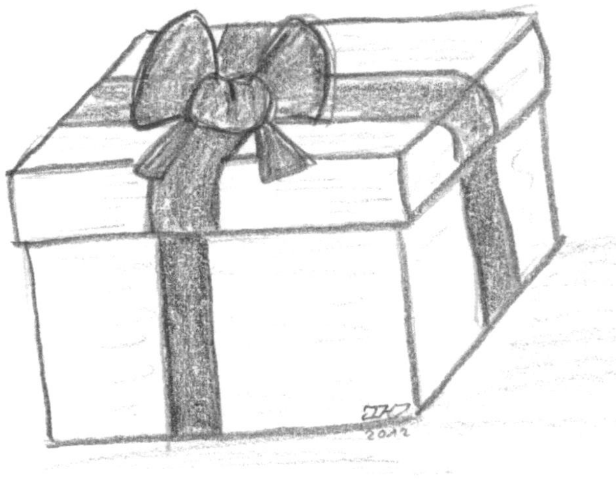

Dankbarkeit für die kleinen Dinge, die das Leben für mich bereit hält, waren mir immer wichtig. Das Schönste daran ist für mich immer, dass man sie nicht kaufen muss.

Helden der Gesellschaft

Vom Augenblick deiner Geburt an halten sie dich ganz klein,
statt dir alle Zeit zu widmen, lassen sie dich so oft allein.
Bis die Qual dann so groß wird, dass du überhaupt nichts mehr fühlst
und du in ruhelosen Nächten dein Lager zerwühlst.

Und so lernst du, sei rücksichtslos, verschlagen und gemein,
ja, dann wirst auch du bald ein Held der Gesellschaft sein.

Sie schlagen dich zu Hause, in der Schule wirst du verletzt,
du wirst gehasst wenn du klug bist, als Narr verspottet und gehetzt.
Langsam beginnst du nach deinen Vorbildern zu schielen,
bis du endlich verrückt genug bist, nach ihren Regeln zu spielen.

Und so lernst du sei rücksichtslos, verschlagen
und gemein,
ja, dann wirst auch du bald ein Held der
Gesellschaft sein.

Haben sie dich gefoltert und verängstigt über
so viele Jahre,
erwarten sie nun dass du Karriere machst,
Gott bewahre.
Doch du kannst dein Leben nicht wirklich
leben,
zuviel Furcht hindert dich am Wachsen und
Streben.

Und so lernst du sei rücksichtslos, verschlagen
und gemein,
ja, dann wirst auch du bald ein Held der
Gesellschaft sein.

Sie vernebeln dein Hirn mit Religion, Sex und
Politik
und du denkst du wärst so clever und frei,
kennst keine Kritik.
Sie locken dich noch immer mit einem Platz an
der Spitze,

doch erst wenn du lernst beim Töten zu
lächeln, darfst du auf ihre Sitze.

Willst du wirklich ein Held der Gesellschaft
sein, so sage ich dir,
lege ab dein Gewissen und folge einfach nur
mir.

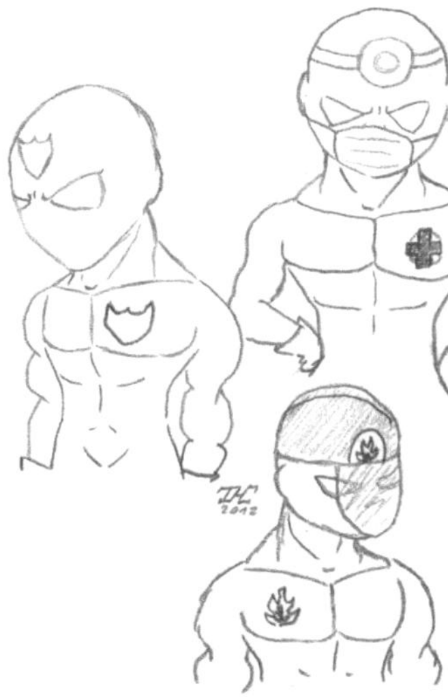

Helden der Gesellschaft war geboren als ich mich als großer Beatles Fan länger den Texten von John Lennons Working Glass Hero widmete. In meine Worte gefasst musste ich traurigerweise fest stellen dass die aktuelle Beschreibung unserer Gesellschaft von John Lennon aus den 60er Jahren auch nach 40 Jahren noch in großen Teilen voll und ganz zu trifft.

Himmel auf Erden

Dies könnte der Himmel auf Erden sein,
doch die Begegnungen sind oft kalt und
gemein.
In dieser Welt der erstarrten Gemüter,
komm einfach zu mir und sei mein Behüter.

Dies könnte er sein - der Himmel auf Erden,
die Welt sollte frei sein und lustig werden.
Liebe für jeden, ohne darum zu ringen,
diese Liebe sollten wir unseren Kindern
bringen.

Menschen herrschen über anderes Leben,
zerstören unsere Ziele, nach denen wir
streben.
Zertreten unsere Würde und auch unseren
Stolz,
sind scharf geschnitzt aus ganz hartem Holz.

Dies könnte der Himmel sein, für Alle auf
Erden,
die Welt kindlich, bunt und ewig werden.
Liebe, das ist wovon die Engel singen,
lasst gemeinsam sie uns auf die Erde bringen.

Mittwochsmann

Die Zeit ist da, jetzt klopft er an,
wieder ist´s der Mittwochsmann.

Den Zeitungswagen zentnerschwer
schiebt er mit Mühe vor sich her.
Klingeln bespielt wie ein Klavier,
öffnen manche Türen im Revier.
Zeitung in den Kasten stecken,
weiter geht´s um viele Ecken.
In den Geschäften unserer Stadt
gibt´s in die Hand das Zeitungsblatt.
Ein Lächeln hier, ein Pläuschchen dort,
der schönste Lohn – ein liebes Wort.
Der Wagen leer – nun ins Café,
vom Laufen tun die Füße weh.

Ein kühler Trunk die Lebensgeister weckt,
die Beine endlich ausgestreckt.

So wiederholt sich alles, denkt mal dran,
in sieben Tagen kommt er wieder, der
Mittwochsmann.

Zeitungen austragen – jeden Mittwoch – mein kleiner Broterwerb. Als ich dann eines Tages ein kleines Künstleratelier betrat, begrüsste mich dort an der Ladentheke eine Stoffkünstlerin mit den Worten: „Da ist er ja wieder, der Mittwochsmann". Das ging mir so lange im Kopf herum, bis der Mittwochsmann geschrieben war. Ich widme ihn der unbekannten Künstlerin.

Worte

Buchstaben geschwungen ganz fein auf
Papier,
Freude und Sorge, Gefühle der Wahrheit,
wechseln von Ort zu Ort zwischen dir und
mir,
ordnen in uns das Chaos, bringen Klarheit.

Tage so trübe, in trauriger Melancholie,
Stürme von Ängsten uns heftig streifen,
in tröstenden Worten schwingt sanft eine
Melodie,
Verständnis und Wärme, kaum zu begreifen.

Ach, lausche nur dem Wind unserer Seelen,
wispern von Sehnsucht zu Ruhen in unserer
Mitte,
wollen Glückseligkeit, Nichts soll uns fehlen,
senden im Gebet zu Gott jede Bitte.

So lass uns weiter Worte des Herzens
tauschen,
geschrieben ohne zögern und ohne wanken,
an unseren Träumen wollen wir uns
berauschen,
für dieses Geschenk dem Allgütigen danken.

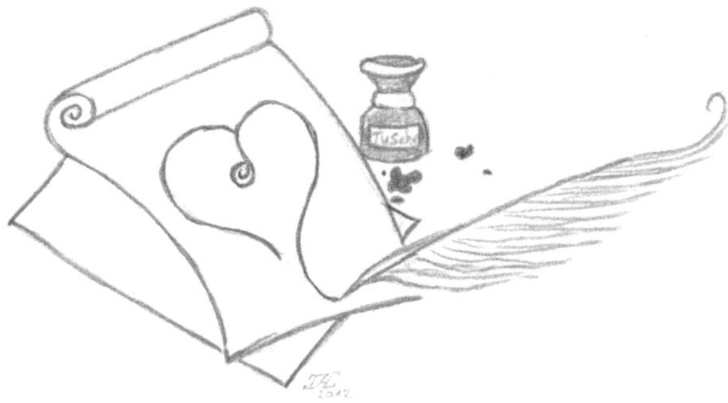

Brieffreundschaften tief und innig sind etwas Wunderbares. Über viele Jahre und weite Entfernungen verbinden sie Menschen auf ganz besondere Weise. Allen die noch Stift und Papier lieben wollte ich hier meine Wertschätzung aussprechen.

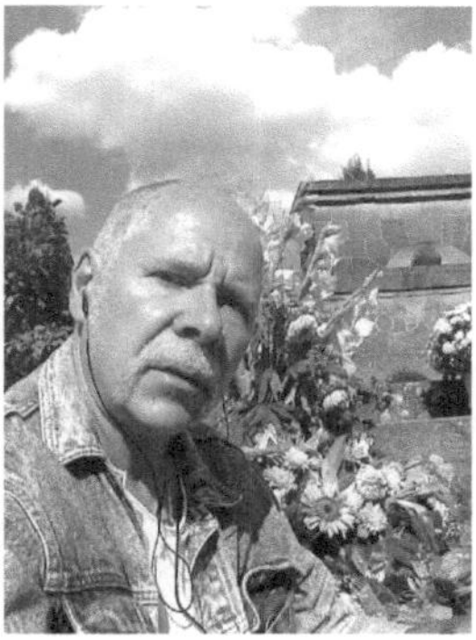

Freddie Haase, geboren 1953 in Lahnstein, in Dortmund aufgewachsen, lebt seit 1970 in Düsseldorf und arbeitete dort viele Jahre als Werbekaufmann. Heute widmet er sich mit großer Leidenschaft seinem Kindheitstraum, dem Schreiben und verfasst Gedichte und Kurzgeschichten.

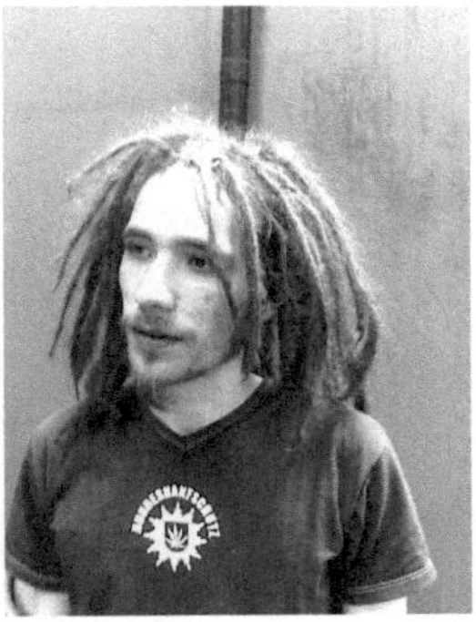

Daniel Haase, geboren 1988 in Düsseldorf. Aufstrebender Independent Künstler, der schon in seinen Kindheitstagen sein Herz für kreative Arbeiten mit Holz und Farbe entdeckte. Einen ganz besonderen Schwerpunkt hat er sich mit dem Zeichnen u. a. von Comics gesetzt.

ISBN 978-3-7502-5937-9
www.epubli.de